Chemie und Physik in Küche und Ernährung

Dirk Rohwedder
Maria Hacks

Chemie und Physik in Küche und Ernährung

Moderne Lebensmittel-Technologie in der Diskussion

Mit einem Vorwort von
Prof. H. Markl

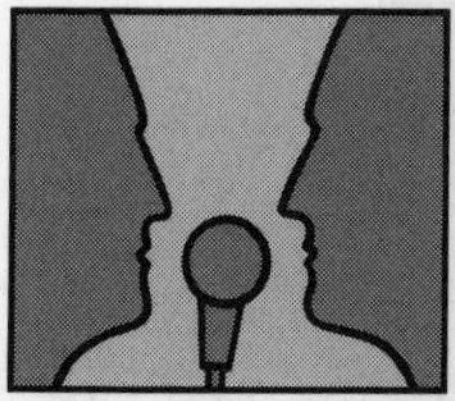

Aktuelle Interviews mit

Prof. O. Adam
Prof. J. F. Diehl
Prof. H. Erbersdobler
Prof. W. P. Hammes
Prof. D. Knorr
Prof. E. Lengfelder
Prof. E. Menden
Prof. A. Montag
Dr. H. Oberritter
Prof. E. Renner
Prof. H.-J. Sinell
Prof. W. Spieß
Prof. H. Steinhart
Dr. C. Thiel

Schriftenreihe
Experten im Gespräch
Band 20

Wissenschaftsverlag Wellingsbüttel
Hamburg · Zürich

Ein Verzeichnis weiterer Werke aus unserem Verlagsprogramm finden Sie am Schluß dieses Buches

Postfach 65 02 44, 2000 Hamburg 65

Umschlaggestaltung: Gunther Eimers
Fotos: Privat
Gesamtherstellung: Ebner Ulm
Printed in Germany
ISBN 3-926774-19-3

1. Auflage Dezember 1992

Wichtige Hinweise:

Soweit in diesem Werk eine Dosierung oder eine Applikation erwähnt werden, darf der Leser darauf vertrauen, daß Autoren und Verlag größte Sorgfalt darauf verwandt haben, daß diese Angaben dem Wissensstand bei Fertigstellung des Werkes entsprechen. Dennoch ist jeder Benutzer aufgefordert, die Gebrauchsinformationen der verwendeten Präparate zu prüfen. Die Haftung der Autoren, der interviewten Experten, des Verlages und der Setzerei für Personen-, Sach- und Vermögensschäden ist ausgeschlossen.

Geschützte Warenzeichen werden nicht besonders kenntlich gemacht. Aus dem Fehlen eines solchen Hinweises kann nicht geschlossen werden, es handele sich um einen freien Warennamen.

Inhalt

Vorwort

Sind Natur und Chemie Gegensätze, wie viele Zeitgenossen meinen, oder handelt es sich hierbei um ein landläufiges Vorurteil? Gibt es eine »Natürlichkeit der Chemie«, oder ist dies ein Widerspruch in sich?

Die Chemie befaßt sich überwiegend mit natürlich vorkommenden Stoffen und den Möglichkeiten ihrer künstlichen Veränderung. Dieser äußerst weitreichende Zweig der Naturwissenschaft erschließt uns Kenntnisse über die Stoffe, aus denen Gestirne sind, bis hin zu den Substanzen, die Gehirne in die Lage versetzen, über die Welt und sich selbst nachzudenken. Ob das alles nur auf Chemie beruht, sei dahingestellt. Aber daß wir nichts in der sinnlich erfahrbaren Welt wirklich verstehen, wenn wir nicht auch dessen stoffliches Substrat begreifen, das darf als ausgemacht gelten.

Jedes »naturgegebene« Lebensmittel, selbst die schönste Walderdbeere, ist zusammengesetzt aus einer Vielzahl chemischer Verbindungen mit meist für den Verbraucher schrecklich klingenden wissenschaftlichen Bezeichnungen. Da findet man dann viele Aldehyde, Ketone, Alkohole und Säuren, während der Rest hauptsächlich aus Proteinen, Zellulose, Fructose und natürlich überwiegend aus Wasser besteht. Müßten alle diese Inhaltsstoffe auf den Verpackungen von Erdbeeren oder Erdbeerkonfitüre angegeben werden, dann würden die meisten »kritischen Verbraucher« wohl auf den Kauf verzichten – nicht, weil diese Stoffe schädlich sind, sondern weil ihre Bezeichnungen chemisch klingen und daher sofort Befürchtungen auslösen.

Wer die Natur wirklich verstehen will, muß auch zur Kenntnis nehmen, was uns die Chemie über die materielle Wirklichkeit lehrt. Wenn Chemie die wissenschaftliche Erforschung aller atomaren und molekularen Zustandsformen der Materie bedeutet, so müssen wir die Natürlichkeit der Chemie als trivial und selbstverständlich konstatieren.

Warum aber grassiert die Auffassung, daß »Chemie« das Gegenteil von »Natur«, daß »chemisch« gleichbedeutend mit »unnatürlich« oder gar »widernatürlich« sei? Dieses seltsame Phänomen wird verständlicher, wenn man sich vergegenwärtigt, mit welch mageren Chemie-Kenntnissen man in Wort und

Schrift, im Fernsehen und in politischen Foren lautstark zu Wort kommen kann. Offenbar wird Meinungsführerschaft auch nicht dadurch behindert, daß man herzlich wenig davon weiß, wie es in der lebendigen Natur zugeht, vor allem: wie chemisch es in ihr zugeht.

Die antiken Philosophen haben viele Gedanken darauf verwandt, aus welchen unteilbaren Elementen die Welt zusammengesetzt sei: aus Wasser, Erde, Luft oder Feuer. Heute wissen wir vor allem dank chemischer Forschung, daß es insgesamt weniger als hundert natürliche Elemente gibt. Sie selbst und ihre Eigenschaften sind der Wissenschaft bis in kleinste Detail bekannt. Zugleich haben uns die Chemiker zeigen können, daß aus diesen kaum hundert Elementen unendlich viele verschiedene Moleküle aufgebaut werden können, was bereits in der Natur selbst geschieht, nicht erst durch künstliches Eingreifen des Menschen: Der Reichtum der Erscheinungsformen der Natur ist auch Ausdruck ihres chemischen Erfindungsreichtums.

Die Chemie umfaßt und beschreibt mit Formeln und Fachbegriffen dabei auch das, was manchen, die kritisch auf sie herabblicken, als der Inbegriff des Natürlichen erscheint: die Natürlichkeit des Lebens. Denn auch die Bestandteile der Zellen und Gewebe der Lebewesen lassen sich chemisch präzise definieren und analysieren. Zwischen dem Vitamin C in der Zitrone und der im Labor hergestellten Ascorbinsäure gibt es genausowenig einen Unterschied wie zwischen Diacetyl, einem natürlichen Aromastoff der Butter, und der naturidentisch hergestellten gleichen Substanz. Deshalb gibt es kein Verständnis von Natur und ihrer Formenvielfalt ohne das Verständnis dieses Vokabulars bzw. der Einsichten in die Natur, die es wiedergibt. Wie Zellen wachsen und sich vermehren oder wie Pflanzen ihre Substanz aus Nährsalzen, Kohlensäure, Wasser und Licht aufbauen und dadurch alle Tiere und Menschen mit Nahrung versorgen – all das kann nur durch chemische Formeln beschrieben werden. Wir begreifen nicht, was das Leben ist und was den Tod bewirkt, wenn wir all das nicht auch chemisch ausdrücken und verstehen.

Es gäbe auch keine menschliche Kultur ohne chemische und physikalische Prozesse. Unsere Vorfahren in den Savannen Afrikas haben sich unter anderem dadurch von ihren Tierverwandten in der Nutzung natürlicher Ressourcen unterschieden, daß sie ihre Nahrung durch einen physikalischen Prozeß, das Kochen – wozu ihnen die chemische Energiefreisetzung des Feuers diente – wesentlich besser zu erschließen vermochten als die Tiere. Auch die mikrobiologischen Prozesse der Gärung oder fermentativen Reifung sind rein chemische Umsetzungen und werden seit vielen Jahrtausenden angewendet. Natürlich = kulturell = chemisch sind hierfür identische Bezeichnungen, denn die Gärungsverfahren bedienen sich natürlich vorkommender Mikroorganismen und ihrer chemischen Fähigkeiten. Die besonderen chemischen Eigenschaften natürlicher Werkstoffe ermöglichten unseren Vorfahren deren Nutzung als Werkzeuge, Bau- und Bekleidungsmaterialien. Wir kennen keine Kultur, die nicht auf chemische Pflanzenbestandteile und andere Naturstoffe als Heilmittel, auch als Rauschdrogen und Gifte zur Jagd zurückgegriffen hätte. Und was wäre schließlich Kunst ohne die Chemie der Farben?

Heute wird oft der Eindruck erweckt, als brauche man nur allem, was die Chemie hervorbringt, zu mißtrauen und es zu meiden, und schon breche das goldene Zeitalter sanfter, gefahrloser Natürlichkeit an, von dem etliche meinen, es habe geherrscht, bevor der Mensch sich auf den unheilvollen wissenschaftlich-technisch-industriellen »Holzweg« begab. Diese Sicht der Dinge führt in die Irre. Sie verkennt völlig, daß der Mensch seit jeher ohne die Nutzung chemischer Prozesse und Produkte nicht lebensfähig gewesen wäre und daß dies künftig für eine gewaltig vermehrte Menschheit mehr denn je gilt: Alle materiellen Ressourcen, derer wir selbst bei bescheidensten Ansprüchen bedürfen, können wir nur mit chemischen Methoden erschließen.

Wer sich in eine bessere Welt ohne Chemie hineinträumt, würde uns mit geschlossenen Augen in den Untergang steuern. Auch eine wirklich umweltschonende, lebensfreundlichere Wirtschaftsweise wird immer in tausendfältiger Weise von chemischen Prozessen und Produkten getragen sein müssen. Der ökologische Umbau der Wirtschaft wird nicht Chemie durch Natur ersetzen können, weil Natur eben auch Chemie ist, sondern man kann allenfalls unerwünschte durch bessere chemische Verfahren und Produkte ersetzen.

Dem Glauben, daß traditionell konservierte Nahrung bekömmlich, modern konservierte hingegen gefährlich sei, kann nur der anhängen, der die Krebsgefährdung durch die Räucher- und Pökelverfahren unserer Vorfahren gering schätzt, weil er nicht bedenkt, daß diese in aller Regel starben, bevor sich ein Tumor entwickeln konnte.

In dem vorliegenden Taschenbuch haben die beiden engagierten Hamburger Wissenschafts-Journalisten Maria Hacks und Dirk Rohwedder den lobenswerten und – wie ich finde – lesenswerten Versuch unternommen, sich der grassierenden Verteufelung der industriellen Verarbeitung von Lebensmitteln und der ideologisch verbrämten Verherrlichung einer falsch verstandenen Natürlichkeit ohne Chemie in den Weg zu stellen. Sie sind mit dem Anspruch angetreten, zur Versachlichung einer ausufernden öffentlichen Diskussion beizutragen, in der allzuoft Agitation an die Stelle von

Information getreten ist.

Um dieses Ziel zu erreichen, haben sie einen der besten Wege gewählt: Sie haben anerkannte Experten der verschiedensten Fachrichtungen befragt und deren Aussagen, ohne sie zu verwässern, in eine sprachliche Form gebracht, die nicht nur Fachleute verstehen. Sie sind sich dabei (genauso wie die befragten Experten) bewußt, daß chemische Produkte – ob natürlicher oder industrieller Herkunft – durchaus auch gefährlich werden können – auch darin besteht eben ihre Natürlichkeit, zu der auch die Natürlichkeit von Drogen und Giften gehört. Aber gerade dies macht es umso notwendiger, sich auf wissenschaftlich-rationale Weise mit den Vor- und Nachteilen chemischer Bestandteile unserer Nahrung und in unserer Umwelt auseinanderzusetzen. Gerade weil wir ohne Chemie nicht leben können, müssen wir umsichtig und vorsichtig mit ihr leben.

Hubert Markl *
Konstanz, im November 1992

*Der Biologe und Konstanzer Lehrstuhlinhaber Prof. Dr. Hubert Markl war von 1986 bis 1991 Präsident der Deutschen Forschungsgemeinschaft.

Hans-Jürgen Sinell

Lebensmittel-Konservierung schützt den Verbraucher

Hans-Jürgen
Sinell,
Berlin

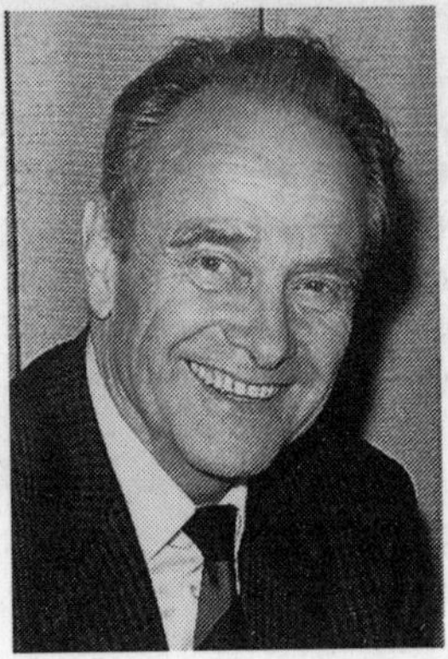

Professor Dr. Hans-Jürgen Sinell ist seit 1961 Direktor des Instituts für Lebensmittelhygiene und -technologie der Freien Universität Berlin. Seine Hauptarbeitsgebiete sind die mikrobiologische Lebensmittelsicherheit und die Lebensmittel-Qualitätsforschung.

Frage: Warum werden Lebensmittel überhaupt konserviert?

Hygienische Sicherheit

Sinell: Konserviert wird zum einen, um Lebensmittel haltbar zu machen und dem Verderb vorzubeugen, und zum anderen, um etwa vorhandene gesundheitsschädliche Mikroorganismen auszuschalten. Solche pathogenen Mikroben können beispielsweise vom lebenden Tier direkt ins Fleisch oder in daraus gewonnene Fleischerzeugnisse gelangen, aber auch während der Herstellung und Verarbeitung eines Lebensmittels auf dieses übertragen werden. Konservierung dient – um es knapp und präzise zu sagen – dazu, Lebensmittel hygienisch sicher zu machen, wobei zu definieren wäre, was unter sicher zu verstehen ist.

Frage: Dann ist also die Konservierung ein Vorgang, der ein Lebensmittel nicht primär im Sinne einer Verschlechterung oder »Verkünstlichung« verändert, sondern vielmehr ein Vorgang, der ein Lebensmittel unter hygienischen Aspekten primär sicherer macht?

Gesundheitsschutz

Sinell: So ist es. Das wichtigste Anliegen der Lebensmittelhygiene ist der Gesundheitsschutz des Verbrauchers.

Frage: Können wir vielleicht die verschiedenen Formen der Konservierung der Reihe nach abhandeln und dabei auf die einzelnen pathogenen Mikroben eingehen, die durch diese Methoden abgetötet werden oder auch nicht?

Sehr hoch und lange erhitzen

Sinell: Wir sprechen von Vollkonserven, wenn die Mikroben mit absoluter Sicherheit ausgeschaltet sind. Vollkonserven sind in luftdicht verschlossenen Behältnissen ausreichend hoch und lange erhitzte Produkte, die auf diese Weise für mindestens zwei Jahre haltbar gemacht werden. Sie enthalten keine Konservierungsstoffe! Erhitzt man Lebensmittelbehälter mit niedrigeren Temperaturen, hierbei denke ich etwa an das haushaltsmäßige Einwecken, können besonders hitzeresistente Mikroben überleben, die sich dann unter günstigen Bedingungen vermehren, etwa bei zu hohen Lagertemperaturen.

Frage: Das Einwecken kommt wegen des Vermeidens von Konservierungsstoffen mit dem Trend zur naturnahen Ernährung wieder stärker in Mode. Sehen Sie hierin unter lebensmittelhygienischen Aspekten eine Gefahr?

Sinell: Ja, und zwar wegen der Gefahr unzureichender Erhitzung. Eine mit Nervenlähmungen einhergehende und ohne adäquate intensivmedizinische Behandlung häufig tödlich verlaufende Lebensmittelvergiftung ist der Botulismus, eine durch die Toxine eines sporenbildenden Anaerobiers hervorgerufene Erkrankung. Das Botulinum-Toxin ist hitzeempfindlich. Durch Kochtemperaturen wird es mit Sicherheit zerstört; bei 80 °C werden allerdings 6 und bei 72 °C 18 Minuten zur Inaktivierung benötigt. Zu den in erster Linie betroffenen Lebensmitteln gehören Gemüsekonserven: grüne Bohnen und andere Hülsenfrüchte, Spinat und Spargel. An zweiter Stelle stehen Fleisch-, Fisch- und Obsterzeugnisse, wobei 90 Prozent aller bisher beobachteten Fälle auf Erzeugnisse zurückzuführen sind, die im Haushalt oder unter entsprechenden Bedingungen hergestellt worden waren.

Privates Einwecken birgt Gefahren

Die bei industriell produzierter Ware angewendeten Temperaturen töten den Erreger mit Sicherheit ab, während die Erhitzungsdauer beim Einweckprozeß im Haushalt hierfür oft nicht ausreicht.

Erreger sicher abtöten

Frage: Der Botulismus kommt in Deutschland jährlich etwa 20 bis 30 mal vor. Wie sieht diese Zahl bei den Salmonelleninfektionen aus?

Hohe Dunkelziffer bei Salmonellosen

Sinell: 1990 – das sind die derzeit aktuellsten Zahlen des Statistischen Bundesamtes für die alten Bundesländer – hatten wir weit über 90.000 registrierte Fälle von Salmonellose und über 100 durch sie verursachte Todesfälle. Das ist nahezu eine Verdoppelung gegenüber 1980 und eine Versechsfachung gegenüber 1970. Wobei die Dunkelziffer weit höher ist, denn viele Erkrankungen dieser Art werden von den Betroffenen als Magenverstimmung oder Darmgrippe eingestuft, nicht ärztlich behandelt und folglich auch nicht registriert.

Frage: Gibt es eine Erklärung für das beängstigende Ansteigen der Salmonellosen?

Aufkleber für Eier?

Sinell: Es gibt allenfalls Erklärungsversuche. Heute haben wir Eier als eine der wesentlichen Infektionsquellen im Visier. Wir wissen mittlerweile, daß etwa jedes tausendste Ei lebende Salmonellen enthält. Das wußte man früher von Enteneiern, weswegen sie einen Stempel »Enteneier 10 Minuten kochen« tragen mußten. So müßte im Grunde heute auch mit Hühnereiern verfahren werden, denn nur gründliches Durcherhitzen tötet die Salmonellen mit Sicherheit ab.

Frage: Wie lange dauert gründliches Durcherhitzen?

Zehn Minuten Kochzeit

Sinell: Ein Ei muß 10 Minuten gekocht werden, damit die Salmonellen mit Sicherheit abgetötet sind. Zwar reduziert auch die Erhitzung eines weichgekochten Eies die Keimzahl von beispielsweise 1.000 Keimen pro Gramm auf 100 oder 10 Keime pro Gramm – und diese Keimzahl reicht für eine Infektion nicht aus –, aber unter Brutschranktemperaturen, wie sie beispielsweise im Kofferraum eines Autos oder im Picknick-Korb herrschen können, können sich die Salmonellen innerhalb von drei Stunden wieder vertausendfachen.

Vorsicht vor rohen Eiern!

Eine ganz besondere Gefahr kann von einem kontaminierten Ei ausgehen, das roh verarbeitet wird – etwa für selbstgemachte Mayonnaise, für Cremespeisen, Kuchenfüllungen oder Tiramisu.

Frage: Neben Eiern gelten auch tiefgekühlte Hähnchenschenkel als Infektionsquelle...

Ein anderes heißes Thema

Sinell: ...das ist ein ganz heißes Thema, denn hier geht es um die Hygiene bei der Zubereitung im Haushalt. Bei Hähnchenfleisch sind die Salmonellen nicht im Fleisch, sondern an der Oberfläche und gelangen auf dem Umweg über das beim Auftauen entstehende Tropfwasser zum Menschen. Eine andere Quelle sind schlachtfrische Innereien und Schweinefleisch. Beim Braten oder anderem Erhitzen werden die Salmonellen abgetötet, aber die rohe Verarbeitung zu Mett oder Hackepeter – womöglich mit einem roh beigemengten Ei – birgt erhebliche Gefahren am kalten Buffet, das nach zwei Stunden eben nicht mehr kalt ist, sondern ideale Vermehrungsbedingungen für Mikroben bietet.

Frage: Ist Erhitzen nur der sicherste Weg zur Eliminierung von Salmonellen oder generell der sicherste Weg der Konservierung und Sterilisierung?

Die sicherste Methode...

Sinell: Ausreichendes Erhitzen ist die sicherste Form der Konservierung, wenn es um die vollkommene Ausschaltung von pathogenen Mikroorganismen geht. Nun sind aber nicht alle Nahrungsmittelbestandteile hitzeresistent. Das Erhitzen verändert die Bestandteile, was teils erwünscht, teils aber auch unerwünscht ist.

...hat unerwünschte und...

Zu den unerwünschten Veränderungen gehören Schädigungen des Geschmacks, der Konsistenz und der Vitamine. Andererseits werden manche Bestandteile durch das Erhitzen überhaupt erst aufgeschlossen und der menschlichen Verdauung zugänglich gemacht. Die in einer rohen Kartoffel enthaltene Stärke ist für den Menschen unverdaulich. Das gleiche gilt für Getreidekörner. Essen Sie beispielsweise rohe Hülsenfrüchte wie Bohnen oder Linsen, dann können sie geradezu giftig wirken.

...erwünschte Effekte

Frage: Was ist zur Kühlung als Konservierungsmethodc zu sagen?

Haltbar durch Kühlen

Sinell: Anders als das Gefrieren ist die Kühlung kein Verfahren, um Mikroorganismen völlig auszuschalten, sie dient lediglich dem Haltbarmachen, etwa vorhandene pathogene Keime können sich mit Sicherheit nicht weiter vermehren. Auch Verderbserreger vermehren sich nur noch sehr langsam oder gar nicht mehr.

Keine chemischen Veränderungen

Das Kühlen und Gefrieren setzt – anders als das Erhitzen – in den so behandelten Lebensmitteln keine chemischen Prozesse und damit keine Veränderungen in Gang. Beim Kühlen und Gefrieren wird das Lebensmittel in dem Zustand bewahrt, in dem es gekühlt oder gefrostet worden ist. Aber die Haltbarkeit bzw. die Sicherheit des Lebensmittels erfordert es, daß dieser Status ständig unter Kontrolle bleibt. Wird die Kühlkette oder die Gefrierlagerkette unterbrochen, entsteht sofort wieder das Risiko der Keimvermehrung.

Frage: Ist daraus zu schließen, daß schnelles Erhitzen unmittelbar nach Beendigung der Kühlung sicherer ist als langsames Auftauen?

Tiefgekühlt in die Pfanne

Sinell: Wenn es möglich ist, sollte man einer schnellen Verarbeitung den Vorzug geben. Bei Fleisch hat das beispielsweise auch noch andere Gründe, denn langsames Auftauen und längere Lagerung bei Zimmertemperaturen entzieht dem Fleisch Aromastoffe und Saft und macht das Fleisch zäh. Um die strukturelle Besonderheit des Fleisches, die wir als Zartheit empfinden, zu erhalten, ist es wichtig, das Fleisch unmittelbar nach Abbruch der Gefrierlagerung zu braten, so daß eine Kerntemperatur von 65 bis 70 °C erreicht wird.

Frage: Eignet sich der Kühlschrank zur langfristigen Aufbewahrung?

Sinell: Nein. Das gilt auch für Käse und Essensreste. Reste eines ursprünglich warmen Essens sollten am nächsten Tag aufgegessen werden. Wird Hackfleisch zubereitet oder aufbewahrt, um es roh zu essen, sollte es noch am selben Tag verzehrt werden.

Lange Lagerzeiten vermeiden

Wenn man Salate herstellt, die nicht besonders sauer sind – Säuren wie z. B. Essig wirken konservierend –, sollte man sie nicht länger als einen Tag aufbewahren. Eine angeschnittene Leberwurst bleibt dagegen problemlos eine Woche im Kühlschrank haltbar, wenn sie bei der Herstellung ordnungsgemäß erhitzt worden ist.

Saures hält länger

Frage: Hitze, Kälte, Salz und Säure sind sozusagen natürliche Konservierungsmittel – wie steht es um chemische Verfahren?

Sinell: Auch Salz ist eindeutig »Chemie«. Allerdings wirkt Salz nicht bakterizid – mit Salz lassen sich keine Bakterien umbringen; ganz im Gegenteil, es gibt Bakterien, die sich im Salz sehr wohl fühlen. Wirksam ist beim Salz der Entzug von Wasser. Mikroben benötigen zum Wachsen und Vermehren

Auch Zucker und Salz sind »Chemie«

Feuchtigkeit. Salz bindet Feuchtigkeit, die dann für das Mikrobenwachstum nicht mehr zur Verfügung steht. Der gleiche Effekt ist mit Zucker zu erzielen, wofür Konfitüre und Marmelade Beispiele sind. Das alte »Pfund-auf-Pfund-Rezept« für Früchte und Zucker sorgt für eine ausreichende Haltbarkeit.

Mit Pökeln gegen Bakterien

In diese »Schublade« gehört auch das Pökeln mit Nitrit, wobei durch eine chemische Umsetzung Stickoxid frei wird, das stark bakterienhemmend wirkt.

Eine heftige Diskussion

Um das Pökeln ist eine heftige Diskussion entstanden, denn erstens ist Nitrit von hoher akuter Toxizität, zweitens kann es zur Bildung von Nitrosaminen kommen, die krebserzeugend wirken. Die zum Pökeln verwendeten Mengen sind durch Gesetz so niedrig bemessen, daß Risiken für den Menschen ausgeschlossen werden können. Es ist aber sogar erwogen worden, das Pökeln völlig zu verbieten, wodurch wir uns jedoch ein erhebliches mikrobiologisches Risiko einhandeln würden. Würde auf das Pökeln verzichtet, müßten eigentlich einige Produkte, die traditionell gepökelt werden – beispielsweise roher Schinken und rohe Würste –, vom Markt genommen werden.

So sehen wir voller Sorge, daß einige Fleischwarenbetriebe, um dem Konsumentenwunsch nach möglichst naturbelassener Nahrung nachzukommen, Würste und Schinken ohne Pökelstoffe anbieten. Die von diesen Betrieben eingesetzte Konservierung ausschließlich mit Salz ist eine hochriskante Technologie, bei der die Gefahr hinsichtlich der bereits besprochenen Krankheiten Botulismus und Salmonellose erheblich zunimmt.

Technologie mit hohem Risiko

Die Konservierung ausschließlich mit Salz ist nur machbar und vertretbar, wenn bestimmte Verfahrensparameter eingehalten werden. Ein klassisches Beispiel dafür ist der Parmaschinken, der tatsächlich ohne Pökelstoffe hergestellt wird. Aber Sie wissen auch, was Parmaschinken kostet. Er ist so teuer, weil zwischen Schlachtung und Verzehr ein volles Jahr der Salzung, Reifung und Trocknung bei sehr niedrigen Temperaturen liegt.

Zeitaufwendig und teuer

Frage: Wie verhält es sich mit dem Erhitzen von gepökeltem Fleisch oder Fleischwaren?

Sinell: Gepökelte Ware sollte grundsätzlich auf nicht mehr als Kochtemperatur erhitzt werden. Alle Temperaturen unter 100° C

Nicht über 100° C erhitzen

sind hinsichtlich der Entstehung von Nitrosaminen unbedenklich – ganz im Gegensatz zu den hohen Temperaturen, die beim Braten und erst recht beim Grillen entstehen. Beim Grillen werden mehr als 160 oder 170° C erreicht – und damit befinden wir uns in einer absoluten Risikozone.

Grill-Tabu!

Das Fazit lautet also: Gepökelte Fleischwaren nicht braten und nicht grillen!

Frage: In manchen Lebensmitteln sind Konservierungsstoffe enthalten. Besteht dadurch ein Risiko für den Verbraucher?

Zusatzstoffe unter der Lupe

Sinell: Das im Lebensmittelrecht verankerte Zusatzstoffverbot ist ein Verbotsprinzip mit Ausnahmevorbehalt. Jeder Zusatzstoff, der zugelassen wird, unterliegt hinsichtlich der Unbedenklichkeit bei den zulässigen Mengen einer sehr eingehenden Prüfung. In der Lebensmittelwissenschaft gibt es nichts, das so eingehend untersucht worden ist wie unsere derzeit zugelassenen Konservierungsstoffe.

Absolut unschädlich

Wenn heute bei einigen Lebensmitteln Benzoesäure, Natriumbenzoat oder Parahydroxybenzoesäureester eingesetzt werden, dann sind das Verbindungen, die in der eingesetzten Konzentration bestimmte Bakterien wirksam an der Vermehrung hindern. Wir gehen davon aus, daß diese Verbindungen, die weltweit zugelassen sind, mit absoluter Sicherheit unschädlich sind.

Diffamierung ist nicht angebracht

Zusatzstoffe sind auch nicht mit künstlichen Chemikalien gleichzusetzen. So sind z. B. Carotin und Ascorbinsäure als Zusatzstoffe zugelassen. Das sind Stoffe, die in der Natur vorkommen und als hochwillkommen gelten. Carotin, die Vorstufe des Vitamins A, kommt in vielen pflanzlichen Lebensmitteln vor, Ascorbinsäure ist nichts anderes als das allgemein geschätzte und gepriesene Vitamin C. Im Grunde ist die diffamierende und diskreditierende Bezeichnung »Chemie« für derartige Zusatzstoffe nicht angebracht.

Verbraucherschutz im besten Sinne

Frage: Wenn wir Sie bisher richtig verstanden haben, dann ist die Lebensmittelkonservierung im Rahmen der lebensmittelrechtlichen Bestimmungen Verbraucherschutz im allerbesten Sinne. Nun kommen aber die immer wieder gegen Konservierungsstoffe erhobenen Vorwürfe überwiegend ausgerechnet aus den Reihen einiger Organisationen, die sich als Interessenschützer der Verbraucher verstehen...

Politische Polemik

Sinell: ...Dahinter steckt eine ganze Menge politischer Motivation. Die Polemik gegen die Zusatzstoffe dient nicht dem Verbraucherschutz, sondern zielt klar und eindeutig gegen diejenigen, die Konservierungsstoffe herstellen – das ist die Industrie –, und gegen diejenigen, die sie anwenden – das ist erneut die Industrie. Da Industriefeindlichkeit aus irgendwelchen Gründen zum Konzept bestimmter politischer Kreise gehört, polemisiert man gegen Zusatzstoffe – und das mit zum Teil unsachlichen Argumenten, die im Zweifelsfall schlicht und einfach erlogen sind.

Unsachlich und oft falsch

Frage: Ist dieser Vorwurf nicht ein wenig zu hart?

Ein geistiger Purzelbaum

Sinell: Ein nahezu schon klassisches Beispiel: In Flugblättern wurde der Zusatzstoff E-330 als besonders krebserzeugend angeprangert. Was ist E-330? Nichts anderes als Citronensäure. Den Citronensäurezyklus, ein bei allen Sauerstoff-verbrauchenden Lebewesen mit der Atmungskette verbundener zentraler Stoffwechselzyklus, nennt man auch Krebszyklus – nicht, weil er krebserzeugend ist, sondern weil sein Entdecker Krebs hieß. Wenn mit einem solchen geistigen Purzelbaum versucht wird, Stimmung zu machen und eine wirklich harmlose Substanz zu diffamieren, dann finde ich dafür keine treffendere Bezeichnung als »erlogene Argumentation«.

Kein Freibrief

Frage: Ist die Zulassung eines Zusatzstoffes eine Art Freibrief für dessen universellen Einsatz?
Sinell: Nein! Konservierungsstoffe sind nicht generell zugelassen, sondern nur dort, wo sie technologisch unabweisbar notwendig sind. Beispielsweise bei Fischerzeugnissen, die als Rohprodukte weder durch Hitze noch durch Gefrieren haltbar gemacht werden können.

Reizwort »Lebensmittelbestrahlung«

Frage: Ist die Bestrahlung eine weitere Möglichkeit der Konservierung?
Sinell: Ja, aber die Diskussion hierüber wird ausschließlich emotional geführt. Von den Hintergründen der Lebensmittelbestrahlung haben die meisten gar keine Ahnung – auch jene nicht, die sich an der Diskussion beteiligen. Das Wort Bestrahlung ist in unserer Gesellschaft durchgehend negativ besetzt.

Konservieren mit ionisierenden Strahlen

Frage: Bitte erklären Sie uns kurz das Prinzip der Bestrahlung, ohne allzusehr auf Details einzugehen.

Sinell: Man spricht von ionisierender Bestrahlung, weil dabei elektrisch geladene Partikel entstehen, die wir Ionen nennen. Kurzwellige, harte Strahlen wie Röntgen-, Beta- und Gammastrahlen bewirken solche Ionisierung, übrigens auch das UV-Licht, das ganz normale Sonnenlicht. Der konservierende Chemismus der Bestrahlung ist genau der gleiche wie beim Erhitzen: Die DNS, also die Vermehrungsmasse der Mikroben, wird so geschädigt, daß letzten Endes die Bakterien absterben. Allerdings treten bei der Bestrahlung viel weniger Veränderungen im Lebensmittel selbst auf als bei der Erhitzung. Folgen der Erhitzung sind die Eiweiß-Denaturierung sowie Veränderungen an Kohlenhydraten und Fetten, was bei der Bestrahlung weniger der Fall ist. Bei der Bestrahlung kommt es hauptsächlich zu Veränderungen an ungesättigten Fettsäuren.

Sicherheit ist gegeben

Daß im Lebensmittel selbst durch die Bestrahlung toxische Substanzen entstehen würden, ist eine bloße Unterstellung, die nirgendwo bewiesen worden ist. Gar zu behaupten, die Lebensmittel würden durch die Bestrahlung selbst radioaktiv werden, ist glatter Unfug. Sie werden ja auch nicht radioaktiv, wenn Sie sich in die ionisierenden Sonnenstrahlen legen und bräunen lassen.

Frage: Dann ist also aus fachlicher Sicht die ganze Debatte um die – übrigens im benachbarten und ferneren Ausland längst praktizierte – Lebensmittelbestrahlung im Grunde überflüssig?
Sinell: Sie war überflüssig und sie ist heute mehr als je überflüssig.

Überflüssige Diskussion

Frage: Wo liegen aus Ihrer Sicht die wahren Probleme in der Lebensmittelhygiene und -sicherheit?
Sinell: Je älter ich werde und je mehr ich mich mit der Materie beschäftige, desto deutlicher sehe ich das Problem der fehlenden Multiplikation des Wissens. Früher sammelte die Hausfrau von Mutter und Großmutter viele Erfahrungen; außerdem war die Zahl der Lebensmittel viel begrenzter als heute. Das Problem ist also die unzureichende Information des Verbrauchers. Unter diesem Aspekt ist Ihr Vorhaben einer Interview-Serie zu diesem Thema eine wichtige und begrüßenswerte Aktion.

Hauptproblem: mangelndes Wissen

Walter Spieß

Falsche Kühltemperatur – eine Gefahr?

Walter Spieß,
Karlsruhe

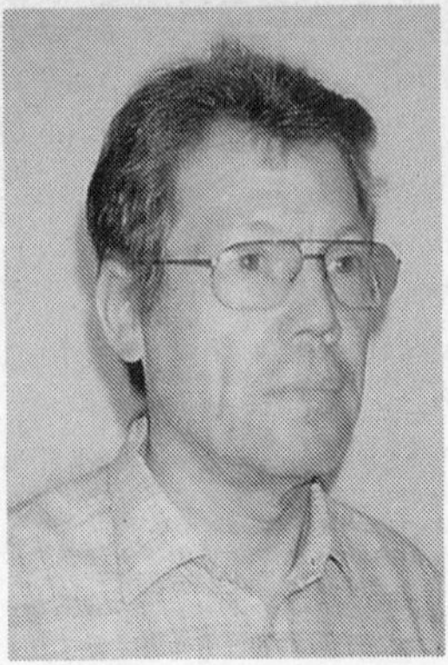

Professor Dr. Ing. Walter Spieß hat in Stuttgart mit dem Maschinenbaustudium begonnen und dann in Karlsruhe und in Amerika Lebensmittel-Verfahrenstechnik studiert. Heute ist er Leiter des Instituts für Lebensmittel-Verfahrenstechnik der Bundesforschungsanstalt für Ernährung in Karlsruhe, außerdem Honorarprofessor mit Lehrverpflichtungen an der Universität (LH) Hohenheim und Lehrbeauftragter an der Universität Karlsruhe.

Frage: Neben Lebensmitteln, die durch Anwendung hoher Temperaturen haltbar gemacht werden – also den Konserven – gibt es ja viele, die eine gekühlte Aufbewahrung brauchen. Wissen Sie, wie zuverlässig die Kühlkette eingehalten wird, wie hoch die Temperatur in den Kühlregalen des Lebensmittel-Einzelhandels ist?

Spieß: Dieser Frage geht die Bundesforschungsanstalt im Rahmen einer einjährigen Untersuchungsreihe nach. Hierbei werden Temperaturen zwischen +2 °C und +16 °C angetroffen. Die Hauptmasse der Produkttemperaturen liegt jedoch zwischen +4 °C und +9 °C. Da die meisten im Kühlregal angebotenen Produkte bei Temperaturen zwischen +4 °C und +8 °C gelagert werden sollten, besteht zwischen Empfehlung und Realität also eine gewisse Differenz, die natürlich auch die Mindesthaltbarkeit und damit die Qualität der Produkte berührt. Bei der Qualitätsbetrachtung muß jedoch berücksichtigt werden, daß bei vielen Produkten – denken Sie etwa an Weichkäse – Haltbarkeitszeiten von mehreren Wochen vorgegeben sind. Da nach unseren Feststellungen Produkte aber schon nach relativ

Kühltemperaturen oft nicht eingehalten

Häufig nur kurze Lagerzeiten

kurzer Zeit verkauft sind, wirken sich begrenzte Abweichungen von vorgegebenen Aufbewahrungstemperaturen nicht allzusehr auf die Qualität aus.

Frage: Aber was passiert, wenn der Verbraucher auf die deklarierte Mindesthaltbarkeit vertraut und das Produkt selber bis kurz vor Ablauf dieser Frist lagert?

Zuerst ändert sich der Geschmack...

Spieß: Im allgemeinen verderben die Produkte bei leicht erhöhten Temperaturen nicht mikrobiologisch, sie sind in erster Linie geschmacklich deutlich verändert. Bei längerer Lagerung bei Temperaturen von +20 °C bis +30 °C kommt es dann auch zu einem ausgeprägten mikrobiellen Verderb.

...dann verdirbt die Ware

Bei den in der Praxis sicherlich oft vorkommenden kurzfristigen Überschreitungen der Mindesthaltbarkeitsdauer besteht keine gesundheitliche Gefahr, sondern es erfolgt allenfalls eine geschmackliche Beeinträchtigung.

Frage: Dabei stelle ich mir ein Kind vor, das essen muß, was auf den Tisch kommt, obgleich es ihm nicht schmeckt. Der Erwachsene würde es auch nicht essen, wenn er es denn probieren würde.

Spieß: Zur Frage verdorbener Lebensmittel wenden sich viele Verbraucher an die Bundesforschungsanstalt. Unsere Empfehlung lautet stets, daß Lebensmittel, die gut schmecken und einen appetitlichen Eindruck machen, ohne Bedenken verzehrt werden können. Bei Abweichungen vom normalen Geschmack, auch schon bei nur kleinen Abweichungen, sollte man auf den Verzehr lieber verzichten.

Appetitlich aussehen und normal schmecken

Dies gilt übrigens auch für tiefgefrorene Lebensmittel. Gerade während der Urlaubszeit kommt es immer wieder vor, daß ein Tiefkühlgerät aus vielerlei Gründen ausfällt oder beispielsweise von einem unachtsamen oder überbesorgten Familienangehörigen abgeschaltet wird. Wenn das Gefriergut teilweise noch gefroren, insgesamt aber etwas weich ist, kann man diese Lebensmittel ohne Probleme entweder alsbald verzehren oder erneut einfrieren. Wenn die Lebensmittel allerdings schon abweichend riechen, dann sollten sie unverzüglich weggeworfen werden.

Angetautes wieder einfrieren oder verzehren

Frage: Zurück in den Lebensmittel-Einzelhandel. Wenn die Vorschrift +4 bis +8 °C lautet und dieser Wert mit den von Ihnen genannten

Meist keine Vorschriften...

...nur Empfehlungen

...wenige wichtige Ausnahmen

+16 °C doch recht massiv überschritten wird, dann kann das doch nicht toleriert werden. Oder waren die +16 °C nur eine Ausnahme? Welchen Mittelwert haben Sie bei Ihren Untersuchungen gefunden?

Spieß: Zunächst darf ich Sie etwas korrigieren: Für die meisten in der Kühlkette vertriebenen Produkte gibt es keine Vorschriften für die Einhaltung bestimmter Temperaturen. In den meisten Fällen bestehen Empfehlungen der Hersteller, da diese für die Angabe des Mindesthaltbarkeitsdatums eine Bezugstemperatur brauchen. Je nach Produkt soll die Temperatur entsprechend diesen Empfehlungen zwischen +4 °C und +7 °C bzw +8 °C liegen. Für einige wenige Produkte wie z. B. Milch und einige Milcherzeugnisse oder Hackfleisch bestehen bindende Temperaturvorschriften. Doch zurück zur Frage nach den von uns beobachteten Temperaturwerten: Wie bereits dargestellt, hat die Hauptmasse der zu kühlenden Produkte Temperaturen zwischen +4 °C und +9 °C. Die höheren Temperaturen sind im Grunde nicht zu tolerieren, sie können nur hingenommen werden, wenn die Produkte sofort verkauft werden.

Frage: Und wie steht es um Milchprodukte wie Joghurt, Butter usw.?
Spieß: Joghurt ist ein Sauermilcherzeugnis mit einer relativ langen Haltbarkeit. Genauso ist es bei Butter, Margarine und Käse. Wobei Butter ein völlig unproblematisches Produkt ist: Ist sie nicht mehr gut, riecht sie ranzig und niemand wird sie essen. Kritisch sind meines Erachtens dagegen frisch zubereitete Teigwaren, wenn sie Fleisch- oder Gemüse-Füllungen enthalten – also etwa Maultaschen. Die für einen Verderb dieser Produkte typischen, durch Laktobazillen oder Hefen bedingten Verderbserscheinungen machen sich praktisch immer durch sehr unangenehmen Geruch bemerkbar. Da in den Verpackungen auch immer etwas Sauerstoff vorhanden ist, können keine Verderbsvorgänge durch Keime auftreten, die ihre gefährliche Stoffwechselaktivität nur unter Abwesenheit von Sauerstoff bzw. Luft entfalten können.

Kritisch sind frische Teigwaren mit Füllungen

Man kann es riechen

Frage: Heißt das, daß einer gesundheitlichen Gefährdung immer eine sensorische Beeinträchtigung des Lebensmittels vorausgeht, daß man es also sieht, riecht oder schmeckt, daß ein Lebensmittel verdorben ist?

Toxinbildung nur unter Sauerstoff-ausschluß

Spieß: Soweit sich keine pathogenen Mikroorganismen wie z. B. Salmonella enteritidis unter den Mikroorganismen auf einem Produkt befinden, ist dies weitgehend richtig. Kritisch wird es, wenn es zu einem Verderb unter völligem Sauerstoffausschluß kommt, denn dann können gefährliche Toxinbildner auftreten. Dies gilt besonders für hitzesterilisierte Lebensmittel, die in Konservendosen abgefüllt sind und nach der Sterilisation kontaminiert wurden. Doch bei derartig verarbeiteten Lebensmitteln sind die sehr strengen Vorschriften für sterilisierte Produkte zu beachten.

Frage: Hat es in dieser Richtung in Deutschland in den letzten Jahren Probleme gegeben?
Spieß: Nein, nicht daß ich wüßte.

Problem nicht bekannt

Frage: Wie steht es aber bei den Lebensmitteln, für die eine Kühl- oder Tiefkühllagerung vorgeschrieben ist?
Spieß: Kühl- und Tiefkühlprodukte sind so verpackt, daß immer Sauerstoff vorhanden ist, so daß eine Toxinbildung durch anaerobe Mikroorganismen ausgeschlossen werden kann. Soweit mir bekannt ist, sind nach dem Verzehr gekühlter

oder tiefgefrorener Lebensmittel keine Probleme aufgetreten – immer mit der Einschränkung, daß keine pathogenen Mikroorganismen beteiligt sind.

Frage: Ist die Überschreitung der Temperatur-Empfehlung im Handel verfahrenstechnisch nicht besser lösbar oder werden die Regale überladen?

Kühlgeräte gut kontrollieren!

Spieß: In Kühl- und Tiefkühlschränken mit geschlossenen Türen ist die Temperatur gut zu kontrollieren und konstant zu halten. Das Öffnen einer Tür stellt für viele Verbraucher jedoch eine psychologische Schwelle dar, die überwunden werden muß. Da in den letzten Jahren jedoch mehr und mehr Geschäfte mit Schrankgeräten ausgerüstet wurden, hat sich der Verbraucher weitgehend daran gewöhnt.

Kälteschleier wirken störend

Ein offenes Regal oder eine offene Truhe ist relativ schwierig zu konditionieren, da hier mit Kälteschleiern gearbeitet werden muß. Soll ein Kälteschleier sicher über zwei Meter geführt werden, müssen so tiefe Temperaturen gewählt werden, daß es unangenehm wird, durch diesen Schleier hindurchzugreifen. Außerdem wird es in der Umgebung dieses Regals ziehen, da bei Störungen des Luftschleiers kalte Luft nach außen fällt und Raumluft angesaugt wird. Zugerscheinungen stören zudem das Wohlbefinden des Verkaufspersonals.

Üblich sind kurze Verweilzeiten

Je öfter in ein Regal hineingegriffen wird, desto stärker wird der Luftschleier gestört, mit der zwangsläufigen Konsequenz, daß Temperaturerhöhungen im Produkt auftreten. In stark frequentierten Regalen und Truhen haben die angebotenen Güter im allgemeinen jedoch kurze Verweilzeiten.

Frage: Welche Temperaturen herrschen normalerweise in den Tiefkühltruhen der Supermärkte?

Mehr als 70% der Truhen sind kalt genug

Spieß: Vorgeschrieben sind – 18 °C oder tiefer. Inwieweit dies zutrifft, haben wir an über 1.000 Truhen in Deutschland (alte Bundesrepublik) untersucht. Dabei stellte sich heraus, daß schlecht gewartete Truhen mit Temperaturen bis zu – 5 °C arbeiten, in den kältesten Truhen herrschen Temperaturen von – 30 °C; der Mittelwert liegt etwa bei – 18 °C. Der Anteil der Truhen mit Produkttemperaturen von – 15 °C und kälter ist größer als 70 Prozent.

Frage: Was passiert mit Produkten, die in Tiefkühltruhen mit erhöhter

Temperatur von beispielsweise – 5 °C lagern?

Spieß: Das ist sehr unterschiedlich. Generell werden die Produkte weicher. Nehmen Sie z. B. Eiscreme, die weich geworden ist und dann wieder eingefroren wird: Hier bilden sich große Eiskristalle, die einem den Spaß an diesem Produkt verleiden. Wenn Tiefkühlprodukte längere Zeit – ich spreche jetzt von sechs bis sieben Monaten – bei Temperaturen von – 10 °C und wärmer gelagert werden, können sie auch mikrobiell verderben – wobei der Verderb jedoch sehr schwach ausgeprägt ist.

Vereistes kann den Spaß verderben

Frage: Geht von Produkten, die eigentlich bei – 18 °C gelagert werden sollten, und für kurze Zeit auf über 0 °C erwärmt wurden, um dann erneut tiefgefroren zu werden, eine gesundheitliche Gefährdung aus?

Spieß: Nein. Tiefgefrorene Lebensmittel können unter kontrollierten Bedingungen, ob gewollt oder nicht, aufgetaut, erwärmt, zubereitet und erneut eingefroren werden – das ist ein Vorgang, der bedenkenlos mehrere Male wiederholt werden kann. Allerdings wird die sensorische Qualität dann nicht gerade besser,

Qualität leidet...

von einem Verderb kann jedoch nicht gesprochen werden.

Frage: Gilt das auch für Spinat und Pilze?

...aber keine Gefahrenquelle

Spieß: Dies gilt für alle Lebensmittel, auch für Spinat und Pilze. In der wissenschaftlichen Literatur findet sich kein einziger Anhaltspunkt, der eine andere Vorstellung nahelegen würde.

Frage: Wie ist die magische Zahl von – 18 °C beim Tiefgefrieren zu erklären?

Ein historischer Zufall

Spieß: Diese Zahl ist mehr oder minder zufällig zustandegekommen. Der Amerikaner Birdseye, der um die Jahrhundertwende das Gefrieren von Lebensmitteln industriell entwickelt hat, wollte in Kalifornien einen Gefrierbetrieb großen Stils aufbauen, wußte aber zunächst nicht, welche Verfahren und Temperaturen er wählen sollte. Er hat daher seine Produkte wie Erbsen, Bohnen usw. unblanchiert, d. h. roh eingefroren und bei – 5 °C gelagert. Rohe Ware erleidet bei dieser Temperatur ausgeprägte Qualitätsveränderungen, sie wird unansehnlich braun und entwickelt einen unangenehm strengen Geschmack. Daran ist Herr Birdseye gescheitert.

Als echter Pionier hat er sich aber noch einen zweiten Versuch geleistet und eine tiefere Temperatur gewählt.
Dabei hat er sich an 0° Fahrenheit orientiert, was ungefähr – 18° Celsius entspricht. Mit diesem Versuch hatte er Glück und das Verfahren hat sich am Markt durchgesetzt. Hätte Herr Birdseye – 20 °C oder – 15 °C gewählt, wäre dies sicher auch so gewesen.

Minus 18° Celsius oder 0° Fahrenheit

Frage: Auf welche Temperatur ist Ihre eigene Tiefkühltruhe zuhause eingestellt?
Spieß: Das ist eine Gewissensfrage. Ich habe vor Jahren eine relativ preiswerte Truhe gekauft, die ohne Unterbrechung bei – 26 °C läuft, weil man sie nicht mehr regeln kann. Das ist eine enorme Energieverschwendung, mein Verhalten ist sicher nicht als allgemeine Empfehlung anzusehen.

Eine Gewissensfrage

Frage: Anders gefragt: Welche Empfehlung geben Sie mir, denn meinen Tiefkühlschrank kann ich einstellen?
Spieß: Als es in Brüssel um die Verabschiedung entsprechender EG-Direktiven ging, haben wir als Bundesforschungsanstalt empfohlen,

Sicher sind – 18 °C

–18 °C als wärmste Lagertemperatur vorzusehen, wobei bei einzelnen Produkten sogar Temperaturen von –15 °C als zulässig erscheinen. Kurzfristig können für empfindliche Produkte –15 °C als Obergrenze und für weniger empfindliche –12 °C als Obergrenze zugelassen werden. Unser Vorschlag ist allerdings nicht akzeptiert worden, obgleich wir für bestimmte ausgewählte Produkte nach wie vor dazu stehen.

Eiscreme tiefer kühlen als Gemüse oder Fisch

Wenn –15 °C als Lagertemperatur vorgesehen würden, wäre es jedoch sinnvoll, Bereiche für tiefere Temperaturen einzurichten, da Eiscreme beispielsweise bei –15 °C nicht optimal aufgehoben ist. Eiscreme sollte bei –20 °C gelagert werden. Auch Schweinefleisch ist über längere Zeit bei einer Temperatur von –15 °C nicht sehr stabil, auch hier sind –20 °C besser. Alles Gemüse kann problemlos bei –15 °C gelagert werden, gesalzener Fisch oder Schinken werden zweckmäßigerweise bei –12 °C gelagert. Für gemischtes Gefriergut ist dagegen eine Temperatur von –20 °C zu empfehlen.

Lufteinschlüsse vermeiden

Und noch etwas sollte der Verbraucher wissen: Es ist sinnvoll, Lebensmittel in einem Gefäß einzufrieren, aus dem man den Sauerstoff, also die Luft, herausdrücken kann, denn zu große Lufteinschlüsse mindern die Qualität des Gefrierguts. In der Praxis eignen sich hierfür einfache Gefrierbeutel, es müssen keine teuren Spezialbehältnisse sein.

Frage: Wie halten es die anderen EG-Länder mit der Temperaturfrage?

Europäische und internationale Vorschriften

Spieß: Es gibt eine EG-Direktive und auch eine WHO/FDA-Vorschrift, nach denen tiefgefrorene Lebensmittel bei –18 °C gelagert werden müssen. Als kurzzeitiger Toleranzwert sind bei der sogenannten »local distribution« (also bei der örtlichen Verteilung von einer zentralen Einrichtung zum Einzelhandel) –15 °C zugelassen. Heimdiensten sollten diese Toleranzen naturgemäß auch zugestanden werden.

Frage: Welche technischen Möglichkeiten gibt es, Lebensmittel tiefzufrieren?

Zwei Gefrierverfahren

Spieß: Die industriellen Verfahren kann man in zwei Gruppen einteilen. Die konventionellen Verfahren arbeiten mit Kompressoren als Kälteerzeugungsmaschinen, die Kältemittel in einem Kreislauf bewegen. Mit diesen Verfahren werden schätzungsweise 80 bis 90 Prozent der Waren eingefroren. Parallel hierzu wurden in den letzten Jahren kryogene Gase, in erster Linie Stickstoff und Kohlendioxid, zum Einfrieren von Lebensmitteln eingesetzt. Diese Verfahren gewinnen in dem Maße mehr an Bedeutung, in dem die flüssigen Gase preiswerter angeboten werden können.

Frage: Hat das Einfrierverfahren Einfluß auf die Qualität des tiefgefrorenen Lebensmittels?

Die Einfriergeschwindigkeit ist wichtig

Spieß: Durch die Geschwindigkeit des Gefriervorgangs wird in erster Linie die Kristallstruktur eines Erzeugnisses geprägt. Für unempfindliche Güter wie Fleisch oder gekochtes Gemüse sollte eine bestimmte Mindestgeschwindigkeit erreicht werden, ausreichend sind zwei bis drei Zentimeter pro Stunde. Bei Erbsen kann diese Gefriergeschwindigkeit mit praktisch jedem Verfahren erreicht werden. Bei Produkten mit empfindlichem Gewebeverband wie z. B. Tomaten, Gurken, Erdbeeren oder Himbeeren müssen höhere Gefriergeschwindigkeiten verwirklicht werden, um eine ausreichende Qualität zu erzielen.

Frage: Was bedeutet Schockgefrieren – oder ist das nur ein Werbegag?
Spieß: Die Gefriergeschwindigkeit eines Erzeugnisses ist von zwei Faktoren abhängig: vom äußeren Wärmeübergang und von der Wärmeleitfähigkeit im Gefriergut. Bei einem Produkt mit kleinen Abmessungen wie z. B. Erbsen oder Himbeeren kann mit einer hohen äußeren Wärmeübergangszahl die Wärme aus dem Produkt schnell abgeführt werden, die Produkttemperatur sinkt dabei sehr schnell, weil die Dimensionen des Gefriergutes sehr klein sind. Wenn jedoch eine Rinderhälfte gefroren wird, ist es bei der niedrigen Wärmeleitfähigkeit von Fleisch für die tief unter der Oberfläche liegenden Teile unerheblich, wie schnell der äußere Wärmeabfluß ist. Der schnelle äußere Wärmeabfluß kann bei dem großstückigen Gut nicht umgesetzt werden. Bei kleinstückigem Gut kann bei hohen Wärmeübergangszahlen von Schockgefrieren gesprochen werden, bei grobstückigen Gütern ist diese Bezeichnung im Grunde allein für die Oberfläche sinnvoll.
Dem Schockgefrieren lag die Idee zugrunde, Lebensmittel so rasch einzugefrieren, daß die sich bildenden Eiskristalle keine Zeit zum Wachs-

Schockgefrorene Erbsen

Rinderhälften brauchen mehr Zeit

Wachstum von Eiskristallen unterbinden

tum haben und damit zwangsläufig klein bleiben und die Struktur eines Gutes so wenig wie möglich durch große Eiskristalle verändert wird. Inwieweit ein feinkörniges Eiskristallgefüge auch über längere Lagerperioden hinweg erhalten bleibt, wurde in umfangreichen Untersuchungen in den letzten Jahren an der Bundesforschungsanstalt für Ernährung zu klären versucht. Bei diesen Untersuchungen konnte gezeigt werden, daß kleine Eiskristalle nicht über längere Zeiten stabil sind. Bei den meisten »schockgefrorenen«, d. h. schnell gefrorenen Produkten findet man schon nach relativ kurzer Zeit Eiskristall-Strukturen, wie man sie auch bei mittelschnellem Gefrieren erreicht.

Lagerbedingungen für Schockgefrorenes

Schockgefrieren ist zumindest dann sinnlos, wenn nicht unter ganz bestimmten Bedingungen – hierzu gehören tiefe Temperatur und geringe Schwankungen – gelagert wird. Kommt es in der Kühlkette zu ausgeprägten Temperaturschwankungen – und das ist praktisch nicht auszuschließen –, bietet das Schockgefrieren keinerlei Vorteile.

Frage: Wie wichtig ist der Aspekt,

daß Lebensmittel bei der industriellen Verarbeitung und bei der Tiefgefrier-Lagerung Vitamine verlieren?

Spieß: In unserem Lande ist die Vitaminversorgung so hervorragend, daß man sich diesbezüglich keine Sorgen machen muß. Hitzesterilisierte Produkte sind u.a. ärmer an Vitaminen als Tiefkühlerzeugnisse.

Frischware verliert auf langen Wegen die Vitamine

Bei frischen Produkten ist der Vitamingehalt von den Lagerbedingungen nach der Ernte abhängig. In der Pfalz geernteter Spinat, der beispielsweise bei Ihrem Gemüsehändler in Hamburg verkauft wird, kann nach einer langen Fahrt bei hohen Außentemperaturen weniger Vitamine haben als Spinat, der eine halbe Stunde nach der Ernte eingefroren wurde und erst Wochen oder Monate später in einer Küche aufgetaut wird.

Ein Plus für das Einfrieren

Die wesentlichen Verluste an Vitaminen, Spurenelementen und Mineralstoffen – die allerdings angesichts der bei uns herrschenden Überernährung keine wichtige Rolle spielen – treten beim Blanchieren und Sterilisieren auf. Bei der Gefrierlagerung kommt es außer geringen Vitaminverlusten zu keinen nennenswerten chemischen Veränderungen. Ausgeprägte Veränderungen können bei einer un-

Nährstoffe kaum vermindert durch Gefrieren...

sachgemäßen Zubereitung in der Küche oder bei langem Lagern im Kühlschrank auftreten. Wir können davon ausgehen, daß die Industrie eine hervorragende Lebensmittelqualität bietet.

...aber in Küche und Keller

Frage: Hähnchen und Hähnchenteile kommen in Deutschland fast ausschließlich tiefgefroren auf den Markt. Da viele dieser Tiere mit Salmonellen belastet sind, geht vom Auftauwasser eine nicht unerhebliche Gefahr aus...

Salmonellen überleben keine hohen Temperaturen

Spieß: ...diese Darstellung ist korrekt. Es muß immer wieder darauf hingewiesen werden, daß der Verzehr des Hähnchenfleisches selbst unbedenklich ist, denn es wird beim Kochen, Braten oder Grillen mit Hitze behandelt. Diese hohen Temperaturen können Salmonellen mit absoluter Sicherheit nicht überleben. Gefährlich ist dagegen eine Kontamination über das Auftauwasser.

Ein großes Hygieneproblem

Wir haben es hier also mit einem Hygieneproblem in der Küche zu tun. Am besten wäre es, die Hähnchen durch Behandlung mit ionisierenden Stahlen frei von Salmonellen zu machen – dies ist aber in der Bundesrepublik Deutschland leider nicht möglich, weil die Diskussion von den Bestrahlungsgegnern mit emotionalen, irrationalen und sachlich falschen Argumenten geführt wird. Es fällt mir schwer, festzustellen, daß ein von der WHO empfohlenes und als sicher eingestuftes Verfahren bei uns gegenwärtig keine Chance hat, realisiert zu werden. Aber es ist nun einmal eine Tatsache, mit der wir uns wohl abfinden müssen.

Bestrahlung: Leider keine Chance

Ein Weg zur Risikoverminderung

Dennoch denke ich, daß man den vom Auftauwasser ausgehenden Salmonellosen einen Riegel vorschieben könnte, indem man die Hähnchen in einer Form anbieten würde, die weniger hygienische Probleme bereitet. Ein Weg hierzu wäre beispielsweise, die in die Bauchhöhle von gefrorenen Hähnchen zugepackten Innereien, Hälse usw. anderweitig zu verwerten. Tiefgefrorene Hähnchen könnten dann – bei entsprechender Gestaltung der Verpackung – ohne viel Planscherei beim Auftauen bzw. beim Vorbereiten zum Kochen oder Braten zubereitet werden. Ein Großteil des Kontaminationsrisikos könnte bei dieser Vorgehensweise unterbunden werden.

Edmund Renner

Rohmilchprodukte können ihre Tücken haben

Edmund
Renner,
Gießen

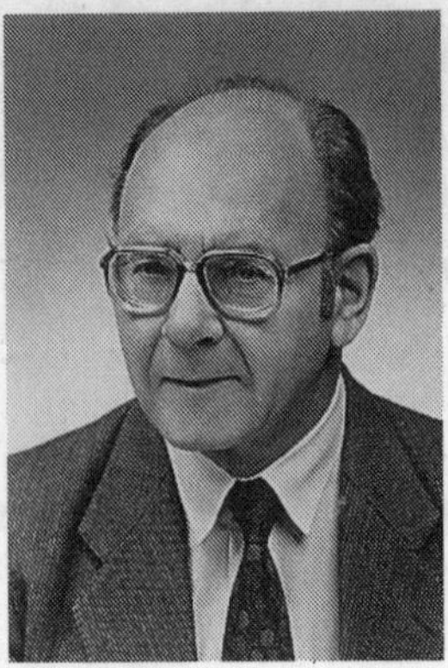

Professor Dr. Edmund Renner hat in München-Weihenstephan Agrarwissenschaft studiert und sich 1967 für das Gebiet Milchwissenschaft habilitiert. Seit 1968 leitet er das Fachgebiet Milchwissenschaft der Justus-Liebig-Universität in Gießen, wobei er in der Lehre in die Studiengänge Agrarwissenschaft und Ernährungswissenschaft einbezogen ist.

Frage: Ist der bei vielen Verbrauchern unverkennbare Trend »zurück zur Natur« aus Ihrer Sicht völlig unbedenklich?

Gefahr für empfindliche Menschen

Renner: Wenn wir das auf Milch beziehen, dann bestehen beim Verzehr von Rohmilch – also beim Verzehr von naturbelassener Milch – nach wie vor gewisse Risiken, die dem Verbraucher möglicherweise gar nicht bewußt sind. Die gesamte Umwelt ist voll von Mikroorganismen, die – auch beim Menschen – zu Krankheiten führen können. Beim erwachsenen und gesunden Menschen kann man dieses Risiko relativ niedrig veranschlagen, aber die Hygieniker warnen, daß Rohmilch nicht von Angehörigen empfindlicher Gruppen verzehrt werden sollte, wozu Kleinkinder, Ältere und Kranke zählen – also Menschen mit geschwächter Abwehrkraft, deren Immunsystem möglicherweise mit diesen pathogenen Keimen nicht problemlos fertig wird.

Frage: Besteht ein Unterschied zwischen der vom Handel verkauften Vorzugsmilch und der Rohmilch, die direkt ab Hof verkauft wird?

Restrisiko bei Vorzugsmilch

Renner: Bei der Vorzugsmilch gibt es eine Reihe zusätzlicher Kontrollen, die eine höhere hygienische Sicherheit gewährleisten. Es ist aber unmöglich, die Vorzugsmilch regelmäßig auf alle infrage kommenden pathogenen Keime zu kontrollieren, so daß ein gewisses Restrisiko bestehen bleibt.

Wichtige Vorschrift

Verkauft der Erzeuger direkt an den Verbraucher, dann besteht für ihn die Vorschrift, durch einen Aushang darauf hinzuweisen, daß diese Milch in jedem Fall vor dem Verzehr abgekocht werden muß.

Frage: Wie lange muß Rohmilch sprudelnd kochen, damit die pathogenen Keime – sofern überhaupt vorhanden – mit Sicherheit inaktiviert werden?

Kurzes Aufkochen genügt

Renner: Es genügt vollständig, wenn Sie die Milch ganz kurz aufkochen lassen und gleich wieder abkühlen, denn glücklicherweise sind diese Keime sehr hitzeempfindlich. Das hat auch dazu geführt, daß schon vor 60 Jahren das Pasteurisieren der Milch in der Molkerei vorgeschrieben wurde, das mit Temperaturen nur wenig über 70 °C arbeitet, weil man bei diesen Bedingungen schon sicher sein kann, daß alle pathogenen Keime abgetötet werden.

Frage: Welche pathogenen Mikroorganismen können in der Milch vorkommen?

Renner: Streptokokken sind normalerweise eine Bakteriengruppe, die völlig harmlos ist. Aber eine bestimmte Variation, die B-Streptokokken, kann unter Umständen zur Krankheit (Hirnhautentzündung, Brustdrüsenentzündung) führen. Eine andere Gruppe sind die Listerien, die bisher vor allem in Rohmilchkäse gefunden wurden.

Streptokokken und Listerien

Frage: Wenn ich Rohmilch ab Hof kaufe, sie kurz aufkoche, dann habe ich zwar eine sichere Milch, aber sie schmeckt völlig anders als vor dem Kochen.

Renner: Schon das kurze Aufkochen bewirkt den sog. Kochgcschmack. Er ist dadurch bedingt, daß aus Eiweißbausteinen, den sog. schwefelhaltigen Aminosäuren, Schwefelgruppen abgespalten werden, die schon in sehr geringer Konzentration unangenehm riechen und schmecken. Diese Abspaltung der Schwefelgruppen ist mit einer Denaturierung der Molkenproteine verbunden, was aber keine Eiweißschädigung bedeutet, sondern lediglich eine Auflockerung der Struktur.

Typischer Kochgeschmack

Frage: Diese Abspaltung von Schwefelgruppen passiert aber offensichtlich beim Pasteurisieren, wo ähnliche Temperaturen erreicht werden, nicht, denn pasteurisierte Milch schmeckt wie Rohmilch.

Ab 75 °C schmeckt die Milch anders

Renner: Beim Pasteurisieren mit knapp über 70 °C ist die Grenze für diese Veränderung noch nicht erreicht, das geht erst ab 75 °C los. Sie brauchen also 70 °C, um die pathogenen Keime zu inaktivieren, aber nicht mehr als 75 °C, um Geschmacksveränderungen zu vermeiden. Diesen Prozeß können Sie im Kochtopf nicht exakt genug steuern, so daß man kurzes Aufkochen empfiehlt, um sicher zu sein, daß mehr als 70 °C erreicht werden.

H steht für haltbar

Die nächsthöhere Stufe der thermischen Konservierung ist dann die Ultrahocherhitzung, die zur Herstellung der H-Milch eingesetzt wird, wobei das H für haltbar steht. Hier werden rund 140 °C erreicht, aber nur für zwei bis vier Sekunden. Bei der Herstellung von Sterilmilch werden etwa 120 °C für bis zu 30 Minuten eingesetzt. Da sind die Nebenwirkungen in geschmacklicher und ernährungsphysiologischer Hinsicht schon so groß, daß Sterilmilch bei uns noch nie eine nennenswerte Rolle gespielt hat. In der kurzen Zeit der Ultrahocherhitzung wird gewährleistet, daß alle Mikroorganismen inaktiviert werden, während die Veränderungen an den Nährstoffen minimal sind. Allerdings tritt der Kochgeschmack auch unter diesen Bedingungen auf. Hierzu habe ich einen Tip, den viele Verbraucher nicht kennen: Die für den Kochgeschmack verantwortlichen schwefelhaltigen Gruppen werden vom ebenfalls enthaltenen Sauerstoff im Laufe der Zeit abgebaut, womit sich auch der Kochgeschmack weitgehend verliert. H-Milch schmeckt deshalb zwei bis vier Wochen vor Ablauf der Haltbarkeitsgrenze am besten.

Tip gegen den Koch-geschmack

Frage: Unterscheiden sich Rohmilch, pasteurisierte Frischmilch und ultrahocherhitzte H-Milch hinsichtlich ihrer Nährwerte, wenn wir einmal die verschiedenen Stufen der Fettgehalte außer acht lassen?

Renner: Wegen der unterschiedlichen Temperaturen gibt es zwischen pasteurisierter und ultrahocherhitzter Milch schon einen graduellen Unterschied, wobei die entscheidende Frage ist, wie dieser Unterschied in der täglichen Ernährung zu beurteilen ist.

Graduelle Unterschiede

Kein Einfluß auf den Nährwert

Beim Eiweiß ist die Wertigkeit vom Gehalt an essentiellen Aminosäuren abhängig. Hier kann man sagen, daß die praktischen Auswirkungen zwischen den verschiedenen thermischen Verfahren nicht relevant unterschiedlich sind, weil wir im Milcheiweiß von Natur aus einen Überschuß an diesen essentiellen Aminosäuren haben. Der Verlust durch Erhitzen macht beispielsweise beim Lysin, einer der wichtigsten essentiellen Aminosäuren der Milch, nur zwei bis vier Prozent aus.

Mineralstoffe bleiben erhalten

Bei den Mineralstoffen – hier geht es vor allem um das Calcium als einen der wichtigsten mineralischen Bestandteile der Milch – kann man allein schon aus einer rein biologischen Überlegung davon ausgehen, daß keine Unterschiede bestehen, weil Mineralstoffe anorganische Elemente sind, die erst bei Temperaturen ab 500 °C verändert werden. In der erhitzten Milch werden daher weder Konzentration noch Verfügbarkeit verändert.

Empfindliche Vitamine...

Bei den Vitaminen muß man etwas mehr ins Detail gehen. Verbraucher gehen meist davon aus, daß Erhitzen Vitamine zerstört. Das ist so pauschal nicht richtig. Hitzeempfindlich sind vor allem das Vitamin C und von den B-Vitaminen das B_1, das B_6, das B_{12} und die Folsäure. Unempfindlich gegenüber den in der Milchwirtschaft eingesetzten Temperaturen sind dagegen das Vitamin B_2, die Pantothensäure, das Biotin und einige andere B-Vitamine. Wenn wir über die Vitamine in den verschiedenen Milchsorten sprechen, dann können wir davon ausgehen, daß die wärmeempfindlichen Vitamine beim Pasteurisieren in der Größenordnung bis zu zehn Prozent zerstört werden, bei der Ultrahocherhitzung in der Größenordnung bis zu 20 Prozent, während beim Aufkochen etwa 40 Prozent der hitzeempfindlichen Vitamine verloren gehen, so daß sich die Verluste bei der industriellen Verarbeitung in einem vergleichsweise akzeptablen Rahmen halten.

...und unempfindliche

Noch wichtiger ist jedoch ein zweiter Punkt: Wir trinken keine Milch, um unseren Vitamin-C-Bedarf zu dekken, denn hier sind Obst und Gemüse die wesentlich ergiebigeren Hauptlieferanten. Das gleiche gilt für die hitzeempfindlichen B-Vitamine. Auf der anderen Seite trägt die Milch wesentlich zur Bedarfsdeckung beim Vitamin B_2 und beim Calcium bei, die beide hitzestabil sind.

Lieferant für Vitamin B_2

Zusammenfassend kann man also auch bei den Vitaminen sagen, daß die ernährungsphysiologischen Unterschiede zwischen den einzelnen Milchsorten unter dem Aspekt der praktischen täglichen Ernährung minimal sind.

Marktanteile

Frage: Wie hoch sind die Marktanteile der einzelnen Milchsorten?
Renner: Die beiden genannten Rohmilchsorten, also Vorzugsmilch und ab Hof verkaufte Milch, kommen zusammen auf etwa sechs bis acht Prozent des Gesamtmarktes, den Rest teilen sich pasteurisierte und ultrahocherhitzte Milch zu nahezu gleichen Teilen.

Natürliche Konservierung mit Milchsäurebakterien

Frage: Kommen wir von der Milch zu den Milchprodukten. Auf welche Weise werden Sauermilchprodukte konserviert?
Renner: Zu den fermentierten Milchprodukten, auch Sauermilchprodukte genannt, zählen vor allem Dickmilch, Joghurt und auch Kefir. Die bei diesen Produkten vorgenommene Konservierung kann man mit gutem Gewissen als natürliche Konservierung bezeichnen, denn hier werden Kulturen von Milchsäure-Bakterien zugesetzt, die konservierende Milchsäure produzieren. Die heute gängigen Sauermilchprodukte sind auf einen Gehalt von etwa 0,8

Prozent Milchsäure eingestellt, was der Verbrauchererwartung an eher milde Produkte entspricht.

Frage: Es sind also keine Konservierungsstoffe im Sinne chemisch definierter Zusatzstoffe enthalten?

Renner: Es hat vor einigen Jahren eine Diskussion gegeben über Konservierungsmittel in Fruchtjoghurt. Dabei muß man bedenken, daß der Zusatz von Konservierungsmitteln zur Milch und zu Milchprodukten selbst nicht zulässig ist. Wenn in der Vergangenheit meistens – das hat sich inzwischen geändert – der Fruchtjoghurt Konservierungsmittel enthielt, dann waren sie über die Fruchtzubereitung hineingekommen, nicht über die Milch. Inzwischen fordert die Milchwirtschaft von ihren Zulieferern, daß diese ebenfalls Ware liefern, die frei von Konservierungsstoffen ist.

Klare Vorschriften

Frage: Aber es werden doch Dikkungsmittel zugesetzt?

Renner: Sauermilchprodukte werden ja häufig in fettarmer oder fettfreier Form hergestellt, wobei es naturgemäß Probleme mit der Konsistenz gibt: Es setzt sich Flüssigkeit (Molke) ab, worin der Verbraucher einen Qualitätsfehler sieht. Um die-

Natürliche Dickungsmittel

ses überflüssige Wasser – überflüssig bezogen auf den reduzierten Fettgehalt – zu binden, werden Dickungsmittel eingesetzt, wobei aber auch hier nur pflanzliche oder tierische, also natürliche, Komponenten erlaubt sind; bekannt sind das Pektin, ein gelierendes Polysaccharid aus dem Apfel, oder Stärke oder Mehle aus tropischen Früchten.

Frage: In der Öffentlichkeit geistert die Empfehlung, Molke – wenn sie sich denn über Dickmilch oder Joghurt abgesetzt hat – müsse aus gesundheitlichen Gründen vor dem Verzehr abgegossen werden.

Molke ist nicht schädlich

Renner: Das ist eine absolut unsinnige Empfehlung. Das sind ganz normale Bestandteile des Ausgangsproduktes, die sich lediglich aus dem ursprünglichen Verband herausgelöst haben – und zwar ohne jeglichen chemischen Prozeß.

Frage: Werden süße und saure Sahne anders behandelt als Milch?

Süße und saure Sahne

Renner: Im Grunde ist hier die Behandlung die gleiche. Zunächst werden durch Zentrifugieren der Milch Rahm- und Magermilchphase voneinander getrennt, danach wird der Rahm auf die gewünschte Fettstufe eingestellt, wobei Schlagrahm 30

Prozent Fett enthält, saure Sahne mindestens zehn Prozent. Zur Herstellung der sauren Sahne werden wiederum – wie wir das schon von den Sauermilchprodukten kennen – Kulturen von Milchsäure-Bakterien zugesetzt, die zur Milchsäuregärung führen.

Frage: Welchen ernährungsphysiologischen Wert hat Buttermilch?

Buttermilch ist fettarm und nährstoffreich

Renner: Bei der Butterherstellung wird die Fettphase von der übrigen Milch abgetrennt. Was übrigbleibt, ist Buttermilch, die naturgemäß sehr fettarm ist (0,5 Prozent), im übrigen in der Zusammensetzung der Ausgangsmilch entspricht, was das Eiweiß, die Mineralstoffe und die wasserlöslichen Vitamine betrifft, so daß die Buttermilch wenig Kalorien enthält, aber relativ hoch im Nährstoffgehalt liegt.

Frage: Ändert sich mit der Öffnung des gemeinsamen europäischen Binnenmarktes etwas im Angebot der Milchprodukte? Müssen wir uns auf andere Zubereitungsformen oder Herstellungsvorschriften einstellen?

Neue Kreationen

Renner: Bei den wesentlichen Milchprodukten ist die Technologie in den einzelnen Ländern weitgehend identisch. Am Qualitätsstandard dürfte sich da kaum etwas ändern. Denkbar ist aber eine Ausweitung der Produktpalette, denn hier gibt es ständig neue Kreationen, etwa auf dem Dessert-Sektor oder bei Sauermilchprodukten in Kombination mit Müsli oder Fruchtzubereitungen.

Frage: Wie steht es in anderen Ländern mit Zusatzstoffen? Ist es überall so streng und eindeutig geregelt wie in Deutschland?

Harmonisierung kommt

Renner: Das wird in den einzelnen Ländern sehr unterschiedlich gehandhabt. Hier wird eine Harmonisierung angestrebt, die aber nur sehr schwer zu erreichen ist, denn der Europäische Gerichtshof entscheidet immer dahingehend, daß ein Produkt, das in einem Land zugelassen ist, auch in den anderen Ländern verkehrsfähig ist.

Frage: Haben Sie hierzu ein konkretes Beispiel?

Schimmel und Hefen verbrauchen Milchsäure

Renner: Bei der Herstellung verschiedener Produkte kann beispielsweise Benzoesäure eingesetzt werden, die ja auch bei uns in anderen Lebensmitteln teilweise zugelassen ist. Sinn macht dieser Zusatzstoff in Sauermilchprodukten, die verderben, wenn das Produkt bei der Herstellung mit Hefen oder Schimmel aus der Umgebung kontaminiert wird, weil diese Mikroorganismen in der Lage sind, die auf natürliche Weise konservierende Milchsäure zu verbrauchen. Bei uns versucht man, diese Kontamination durch entsprechende Hygiene zu vermeiden, während in einigen Ländern der Zusatz von Benzoesäure erlaubt ist.

Frage: Ist in anderen Ländern der Zusatz von Konservierungsmitteln in pasteurisierter oder H-Milch erlaubt?

Renner: Nein, nirgendwo! Sie sprechen da – möglicherweise unbewußt – eine Befürchtung vieler Verbraucher an, die einfach nicht glauben können, daß H-Milch ohne Zusatz chemischer Konservierungsstoffe so lange haltbar ist. Es ist aber in der Tat so, daß einzig und allein die thermische Behandlung für die Konservierung verantwortlich ist.

Milch enthält nirgendwo in Europa Zusatzstoffe

Frage: Werden durch die Realisierung des europäischen Binnenmarktes bei uns Käsesorten verkehrsfähig, die in Deutschland so nicht hergestellt werden dürfen?

Renner: Das könnte allenfalls für Rohmilchkäsesorten zutreffen, weil besonders in Frankreich einige die-

Ausnahme bei Rohmilchkäse

ser Käsesorten traditionell aus Rohmilch hergestellt werden. Hier kann man noch nicht abschließend beurteilen, wie die Entscheidung in Brüssel ausfallen wird, zumal es auch in Deutschland Tendenzen gibt, Rohmilchkäse herzustellen, weil er vom Verbraucher verlangt wird. Aber abgesehen vom Rohmilchkäse kann man kaum davon ausgehen, daß in einem Land bei der Technologie einer bestimmten Käsesorte etwas eingesetzt wird, das in anderen Ländern grundsätzlich unzulässig wäre. Aber vielleicht kann man Ihre Frage etwas ausdehnen und ein Wort zu Imitationsprodukten sagen...

Frage: ...was bitte sind Imitationsprodukte?

Imitate

Renner: Das sind Produkte, die nicht auf der Basis von Milch hergestellt werden und deshalb auch nicht die Bezeichnung Milch oder Milcherzeugnis tragen dürfen.

Frage: Haben Sie auch hierzu ein konkretes Beispiel?

Geöffnete Grenzen

Renner: Früher konnten wir uns aufgrund unserer eigenen Gesetze gegen den Import solcher Imitationsprodukte abschirmen. Jetzt hat der Europäische Gerichtshof auch unsere Grenzen für derartige Produkte geöffnet. Das ist zunächst noch kein Problem, denn Imitationsprodukte haben sicher ihre Berechtigung, solange sie nicht unter dem Image von Milch und Milchprodukten auf den Markt kommen, also beispielsweise unter der Bezeichnung Käse.

Ein Beispiel aus Holland

Hier gibt es ein bekanntes Beispiel eines holländischen Herstellers, der ein Produkt in der Erscheinungsform von Käse herstellt, aber nicht auf der Basis von Milchfett, sondern mit Pflanzenfett, so daß es nicht Käse genannt werden darf. Das tut der Hersteller auch nicht, aber er bewirbt das Produkt beim Handel als »Bereicherung der Käsetheke«. Und damit ist dieses Imitationsprodukt eben doch unter dem Image von Milch und Milchprodukten angesiedelt.

Frage: Welche Vorteile bietet ein solches Produkt für den Hersteller?

Weniger Cholesterin

Renner: Pflanzenfett ist billiger als Milchfett, außerdem kann mit dem Begriff der Cholesterinfreiheit geworben werden.

Frage: Gelten die von Ihnen generell für Milch genannten Kriterien und Methoden auch für Schafsmilch und Ziegenmilch?

Gleiche Prinzipien für Kuh-, Ziegen- und Schafsmilch

Renner: In dem Augenblick, in dem Schafsmilch oder Ziegenmilch in einer Molkerei verarbeitet werden, gelten die gleichen Prinzipien wie für die Verarbeitung von Kuhmilch. Bei der Käseherstellung ist es beispielsweise sogar gesetzlich geregelt, daß Käse auch aus einer Mischung der Milch verschiedener Tierarten produziert werden kann. Allerdings darf ein aus Gemisch hergestellter Käse dann nicht Schafskäse oder Ziegenkäse genannt werden. Schafskäse muß zu 100 Prozent aus Schafsmilch hergestellt sein.

Fetakäse

Fetakäse beispielsweise, ein Weißkäse, der so aussieht wie der bei uns bekannte Schafskäse, stammt ursprünglich aus Griechenland und wird dort auch nur aus Schafsmilch hergestellt. Dieser Käse wird auch bei uns und in Dänemark in größerem Umfang produziert – überwiegend zum Export in arabische Länder –, und zwar aus Kuhmilch oder aus einem Gemisch.

Frage: Werden bei sog. Käsezubereitungen nur natürliche Substanzen eingesetzt oder sind hier Zusatzstoffe erlaubt?

Käsezubereitungen

Renner: Per Definition ist eine Käsezubereitung eine Mischung von Käse mit anderen Lebensmitteln.

Eine Käsezubereitung kann also beispielsweise mit Wurst vermischt sein oder mit pflanzlichen Nahrungsmitteln wie Gewürzen oder Kräutern.

Etwas anderes ist es bei der Schmelzkäsezubereitung. Das ist eine Variante, bei der der Käse zunächst zum Schmelzen gebracht wird – also in eine andere Konsistenz übergeht – und dann die Vermischung mit anderen Nahrungsmitteln noch zusätzlich erfolgt.

Schmelzkäse

Dieses Übergehen in eine andere Konsistenz wird zum einen durch Erhitzung erreicht, jedoch werden hier zusätzlich Schmelzsalze zugesetzt, die erforderlich sind, um die homogene Form des Schmelzkäses zu erreichen. Schmelzsalze sind Phosphate und Citrate, von denen man weiß, daß sie das Milcheiweiß, das Kasein, in diese homogene Form überführen.

Schmelzsalze

Frage: Was darf generell bei der Herstellung von Käse verwendet werden?

Renner: Zunächst dürfen Farbstoffe verwendet werden, aber auch nur natürliche Farbstoffe wie beispielsweise das Carotin, das eine Vorstufe für das Vitamin A darstellt. Der Farbzusatz, der auch bei der Butter zulässig ist, hat ganz einfach die Auf-

Gelbfärbung durch Carotin

gabe, daß die natürlichen Farbunterschiede zwischen Sommer und Winter, die aufgrund der unterschiedlichen Fütterung zu erklären sind, nicht mehr auftreten.

Blasse Winterbutter – gelbe Sommerbutter

Frage: Warum sollen diese Unterschiede vertuscht werden?

Renner: Eine interessante Frage, denn bei uns hat es der Verbraucher in der Vergangenheit als selbstverständlich hingenommen, daß die Butter im Winter blasser ist als im Sommer. Aber dann kam holländische und vor allem irische Butter auf den Markt, die aufgrund anderer Fütterung auch im Winter goldgelb war – und schon akzeptierte mancher Verbraucher die blassere Farbe unserer einheimischen Winterbutter nicht mehr.

Fünf Qualitätskriterien für Butter

Frage: Wo liegen die Unterschiede bei der Butter, die die im Handel teilweise erheblichen Preisdifferenzen rechtfertigen?

Renner: Die Klassifizierung wird aufgrund einer Beurteilung der Butter durch Sachverständige vorgenommen, wobei Geruch und Geschmack geprüft werden, ebenso das Aussehen (wozu auch die Farbe gehört), das Gefüge (beim Durchschneiden des Butterstückes dürfen keine Wassertröpfchen austreten) und die Konsistenz (also Streichfähigkeit). Wenn die Butter in allen fünf Kriterien den Anforderungen entspricht, dann wird sie als Markenbutter in den Handel gebracht. Wenn das nicht der Fall ist, dann ist die nächste Klassifizierung die Molkereibutter, die unterste Gruppe ist die sog. Kochbutter.

Frage: Wodurch unterscheidet sich Markenbutter in Pergament- von Markenbutter in Stanniolpapier?
Renner: Durch die Verpackung und durch den Preis, ganz bestimmt nicht durch die Qualität der Butter.

Frage: Ist gesalzene Butter nur eine Geschmacksvariantc oder auch eine Qualitätsvariante?
Renner: Unter Fachleuten wird nahezu unwidersprochen davon ausgegangen, daß man durch Salzzusatz einiges unter dem Mantel des Schweigens verbergen kann, wenn es um die Qualität der Butter nicht ganz so gut bestellt ist. Wenn die Butter nicht den hohen Anforderungen genügt, die wir in Deutschland an Markenbutter stellen (das betrifft in erster Linie den typischen vollen Buttergeschmack), dann kann man dieses Manko durch die Überlage-

Mit Salz ein Manko überdecken

rung mit einer anderen Geschmacksrichtung ausgleichen. Man kann – ohne jemanden zu diskriminieren – sagen: Wenn in den skandinavischen Ländern, aber auch in England und USA die gesalzene Butter verstärkt im Handel ist, dann ist sicher eine Ursache darin zu sehen, daß generell die Qualität von Natur aus ohne diesen Salzzusatz nicht optimal ist.

Eine vermeintliche Spezialität

Wenn solche Butter bei uns als vermeintliche ausländische Spezialität höhere Preise erzielt als unsere inländische Markenbutter, dann ist das ein Ausdruck der freien Marktwirtschaft, in der Qualität nicht das alleinige Kriterium ist.

Frage: Noch einmal zurück zum Käse. Wo liegt der Unterschied zwischen Schimmelkäse und verschimmeltem Käse?

Erwünschter Schimmel...

Renner: Im einen Fall werden ganz bestimmte Schimmelpilzkulturen gezielt eingesetzt. Das ist der Fall beispielsweise beim Camembert, bei dem ein typischer weißer Schimmelrasen entstehen soll; das ist auch der Fall beim Edelpilzkäse, wo sich diese Kulturen im Inneren des Käses entwickeln, also beim Roquefort, beim Gorgonzola, beim Bavaria blue.
Das unterscheidet sich ganz wesent-

lich von dem, was – mehr oder weniger zufällig aus der Umgebung – beim verschimmelten Käse dazugekommen ist. Das ist insofern sogar bedenklich, weil wir wissen, daß diese Fremdinfektion durch bestimmte Aspergillus-Formen bedingt sein kann, die gefährliche Gifte bilden, die sog. Aflatoxine. Deswegen ist es also sicher eine allgemeine Regel, verschimmelten Käse nicht zu konsumieren, sondern die verschimmelten Stellen großzügig auszuschneiden.

...verschimmelter Käse

Frage: Reicht das Ausschneiden, muß man nicht das ganze Stück wegwerfen, nur weil es an einer Ecke angeschimmelt ist?
Renner: Großzügiges Ausschneiden reicht!

Schimmel großzügig ausschneiden

Frage: Woran ist im Haushalt bei Milch und Milchprodukten ein beginnender Verderb, der zum beschleunigten Verzehr anhalten sollte, von einem fortgeschrittenen Verderb zu unterscheiden, bei dem vom Verzehr Abstand genommen werden sollte?
Renner: Wenn sich bei der Milch weder im Geschmack noch in der Konsistenz (Gerinnung) etwas verändert hat, kann man sie bedenkenlos konsumieren.

Auch Milchschimmel beseitigen

Wenn sich bei Sauermilchprodukten auf der Oberfläche ein stärkerer Schimmelrasen bildet, dann ist das auf eine Fremdinfektion zurückzuführen, wobei hier das toxikologische Risiko noch nicht so hoch ist, weil es sich in der Regel um einen weißen Milchschimmel handelt, den man ohne gesundheitliche Folgen essen kann. Ist man sich nicht sicher, um welche Art von Schimmel es sich handelt, oder ist der Schimmel irgendwie gefärbt, ist es in der Regel ausreichend, die Schimmelschicht abzutragen – den Rest kann man bedenkenlos konsumieren.
Anders ist es bei der Fremdinfektion von Schnitt- und Hartkäse. Wenn es sich um begrenzte Schimmelbildung handelt, dann sollte das auf jeden Fall durch Wegschneiden entfernt werden.

Weißer und grüner Schimmel

Frage: Egal, ob der Schimmel weiß oder grünlich ist?
Renner: Ich würde die Empfehlung generell geben, denn der Verbraucher kann anhand der Farbe nicht zwischen harmlos und weniger harmlos unterscheiden. Wenn jedoch mehr oder weniger das ganze Käsestück überwuchert ist, dann sollte man davon nichts mehr konsumieren.

Edmund Lengfelder

Mikrowellen schonen Vitamine und sparen Zeit

Edmund
Lengfelder,
München

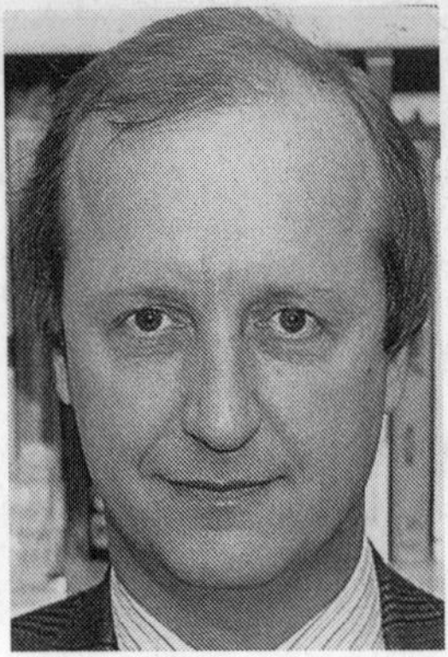

Professor Dr. med. Edmund Lengfelder hat in München Medizin studiert und nach einem Forschungsaufenthalt in London ein physikalisches und elektronisches Ergänzungsstudium begonnen. 1979 erfolgte die Habilitation für das Fachgebiet Strahlenbiologie, 1983 die Berufung auf eine Professur am Strahlenbiologischen Institut der Universität München. Er ist u.a. Präsident der Gesellschaft für Strahlenschutz.

Frage: Bitte erklären Sie uns so einfach und verständlich wie möglich die physikalischen Grundlagen der Mikrowellenherde, die bekanntlich im Haushalt und in der Gastronomie zunehmend an Bedeutung gewinnen.

Drei Wege der Wärme

Lengfelder: Vielleicht sollte man zum besseren Verständnis zunächst einen Blick auf die herkömmlichen Zubereitungsmethoden werfen. Hier wird die Wärme über Wärmeströmung (Backofen), Wärmeleitung (Kochplatte) oder Wärmestrahlung (Grill) von außen an das Gargut herangeführt, in das sie langsam eindringt. Anders beim Mikrowellengerät: Hier verwandelt ein Magnetron den elektrischen Strom in elektromagnetische Wellen von hoher Frequenz, und durch diese wird letztlich im Gargut Wärme erzeugt.

Frage: Um welchen Frequenzbereich handelt es sich dabei?

Moleküle geraten in rasante Bewegung

Lengfelder: Für Haushalts-Mikrowellengeräte wird weltweit einheitlich eine Frequenz von 2,45 GHz (Gigahertz) verwendet, das sind 2,45 Milliarden Hertz. Diese Wellen, die von Metall großenteils reflektiert, von anderen Stoffen jedoch aufgenommen werden, ändern ständig – bildhaft dargestellt – ihren Plus- und Minuspol, und zwar knapp zweieinhalb Milliarden Mal in der Sekunde. Diesem ständigen Richtungswechsel versuchen die Moleküle eines von Mikrowellen durchdrungenen Stoffes zu folgen, sie geraten also in enorm schnelle Schwingungen, wobei molekulare Reibungswärme entsteht.

Andere Einsatzgebiete

Basierend auf ihrer Frequenz haben die Mikrowellen in Haushaltsgeräten eine Wellenlänge von 12,25 cm. Seit Jahrzehnten verwendet man Mikrowellen unterschiedlicher Frequenz als Radarwellen in der Flugsicherung und Schiffahrt, als Richtfunkstrahlen in der Nachrichtentechnik oder zur Gewebeerwärmung in der Medizin.

Frage: Sind Mikrowellen mit Röntgenstrahlen zu vergleichen?

Röntgenstrahlen

Lengfelder: Röntgenstrahlen sind zwar auch elektromagnetische Wellen, sie haben jedoch eine viel höhere Frequenz und damit viel kürzere Wellenlängen und besitzen dadurch ganz andere Eigenschaften.

Wärmeerzeugung...

Frage: Zurück in die Küche: Während bei herkömmlichen Zubereitungsformen die Erhitzung also

durch Wärmeleitung von außen nach innen funktioniert, wird die Wärme bei der Mikrowellenzubereitung im Gargut direkt erzeugt?
Lengfelder: So ist es, wobei es innerhalb des Gargutes zusätzlich auch noch zu einer Wärmeleitung kommt.

...im Gargut

Frage: Wie kommt es, daß sich unterschiedliche Lebensmittel im Mikrowellengerät unterschiedlich schnell erwärmen?
Lengfelder: Der Grad der Erwärmung von Materie durch elektromagnetische Wellen hängt davon ab, welcher Anteil der Energie in der Materie absorbiert wird. Mit zunehmender Frequenz, d. h. kürzerer Wellenlänge, nimmt der in Materie absorbierte Anteil der Hochfrequenzenergie zu, wobei gleichzeitig die Tiefe, mit der die Wellen in die Materie eindringen, abnimmt. Kurzwelle beispielsweise führt aufgrund geringerer Absorption zu weniger Erwärmung der Materie, dringt aber tiefer ein.

Graduelle Unterschiede

Das ist aber leider noch nicht alles, denn der vom Gargut aufgenommene Anteil der Energie und damit die erzeugte Wärme hängt auch von ganz bestimmten stofflichen Eigenschaften der durchdrungenen Mate-

Das Gargut selbst spielt eine Rolle

rie ab. Wichtig ist die Dielektrizitätskonstante.

Frage: Das ist ein Begriff, mit dem ein Nicht-Physiker kaum etwas anfangen wird. Können Sie ihn uns bitte erklären?

Eine spezielle Konstante

Lengfelder: Die Dielektrizitätskonstante ist eine meßbare Eigenschaft eines jeden Stoffes. Der Begriff kommt aus der Elektrotechnik. Die in einem Kondensator speicherbare Energie hängt von dem Medium ab, das sich zwischen den beiden Kondensatorplatten befindet. Je höher die Dielektrizitätskonstante dieses Mediums ist, um so mehr Ladung ist bei konstantem Abstand zwischen den beiden Platten speicherbar. Stark vereinfacht beschreibt die Dielektrizitätskonstante den Widerstand eines Stoffes gegen die Durchdringbarkeit mit elektromagnetischen Feldern.

Frage: Würde es den Experten sehr schmerzen, wenn wir diese Dielektrizitätskonstante, unter der sich ein Laie in der Tat nur schwer etwas vorstellen kann, im Zusammenhang unseres Gespräches über Mikrowellengeräte als stoffspezifischen Erwärmungsfaktor bezeichnen würden?

Lengfelder: Für den Moment kann ich mit diesem Schmerz gut leben. Nun ist aber neben dem von Stoff zu Stoff unterschiedlichen Erwärmungsfaktor, wie Sie ihn genannt haben, auch noch die elektrische Leitfähigkeit des Stoffes für die Erwärmung von Bedeutung. Sind in dem der Mikrowelle ausgesetzten Material freie Ladungsträger vorhanden, so wird ein Stromfluß induziert, der ebenfalls zur Erwärmung beiträgt. Je mehr freie Ladungsträger, desto stärker der Stromfluß, desto schneller und gründlicher die Erwärmung.

Erwärmungsfaktor plus Leitfähigkeit

Frage: Wenn wir Sie bisher richtig verstanden haben, liegt es also an mehreren elektrischen Eigenschaften, die von Stoff zu Stoff unabhängig voneinander sehr unterschiedlich sein können, daß die Mikrowellen-Erhitzung in einem inhomogenen Stoffgemisch zu einer uneinheitlichen Temperaturverteilung führt?

Lengfelder: Genauso ist es. Jetzt müssen wir allerdings noch eine Eigenschaft hochfrequenter elektromagnetischer Wellen ins Spiel bringen, aber dann haben wir die physikalischen Grundlagen im wesentlichen abgehandelt. Je besser

Erhitzung ist auch vom Salzgehalt abhängig

die Leitfähigkeit eines Stoffes ist, desto größer die Neigung der Mikrowellen, sich an dessen Oberfläche auszubreiten. Dies nennt man den Skin-Effekt. Nehmen Sie zum Beispiel Kartoffelbrei, der umso besser leitet, je salziger er ist. Ungesalzenes Püree läßt sich direkt und gleichmäßig auf außen 81° bis 82 °C und innen 80 °C erhitzen. Aber schon bei einem mittleren Salzgehalt dörrt die Außenhaut aus oder verbrennt gar, bevor die Kerntemperatur auf 70 ° bis 80 °C ansteigt. Eine versalzene Portion erreicht im Kern direkt nur 55 ° bis 60 °C, während die äußere Schicht schon verbrannt ist.

Kälteinseln...

Frage: Damit sind wir genau bei unserem eigentlichen Thema, nämlich den gesundheitlichen Aspekten der Zubereitung mit Mikrowellen. Bedeutet das Nicht-Durcherhitzen im Kern oder das Übrigbleiben von Kälteinseln bei mikrobiell nicht einwandfreier Ware, daß darin enthaltene Keime nicht sicher abgetötet werden?

...bieten Mikroorganismen gute Chancen

Lengfelder: Ja, insbesondere dann, wenn man dieses Lebensmittel oder diese Mahlzeit nach der Mikrowellen-Erwärmung nicht unmittelbar verzehrt, sondern ein Teil davon zurückbleibt. Dann können in der Tat für die pathogenen Mikroorganismen ideale Brutbedingungen entstehen.

Frage: Bei Salmonellen beispielsweise braucht man mindestens zehn Minuten lang eine Temperatur von 70 °C, um die Keimzahl wenigstens auf ein unbedenkliches Maß zu reduzieren. Das sind ja Erwärmungszeiten und eventuell auch Temperaturen, die zumindest beim Mikrowellen-Erwärmen von Fertigprodukten praktisch nie erreicht werden.

Keine Probleme bei Fertiggerichten

Lengfelder: Fertigprodukte sind in der Regel durch Kurzzeit-Hocherhitzung vorgegart und dadurch keimfrei. Bei diesen Produkten dient die Mikrowelle ausschließlich der Erwärmung, nicht der Keimabtötung. Nimmt man jedoch ein Huhn – und Geflügel kann ja in Bezug auf Salmonellen-Kontamination außerordentlich problematisch sein –, dann ist die Mikrowellen-Garung kein ganz sicheres Verfahren, während das Suppenhuhn, das Brathähnchen oder Grillhähnchen so lange so hohen Temperaturen ausgesetzt sind, daß daraus Keimfreiheit resultiert.
Bei Fischen und anderem dickeren

Zerkleinerung erhöht die Sicherheit

und knochenhaltigen Gargut ist die Situation vergleichbar problematisch. Will man bei solchem Gargut mit möglicher mikrobieller Belastung auf die Verwendung des Mikrowellenherdes nicht verzichten, so ist die Garzeit sehr reichlich zu wählen und die Eindringtiefe der Mikrowellen nicht zu überschätzen. Es kann durchaus sinnvoll sein, daß Gargut vorher zu zerkleinern.

Frage: Noch einmal zurück zu dem salzigen Kartoffelbrei, der ja als Muster für viele andere Speisen stehen kann. Lassen sich der physikalisch bedingte Skin-Effekt und die daraus resultierenden Temperatur-Inhomogenitäten austricksen?

Nachwärmen

Lengfelder: Das Manko der ungleichmäßigen Erhitzung läßt sich beheben, wenn man mit abgeschaltetem Gerät eine Nachwärmzeit einhält, in der durch einfache Wärmeleitung auch im Kern allmählich höhere Temperaturen entstehen.

Frage: Wenn es sich um keimfreies Gargut handelt, dann sind Kälteinseln zwar sensorisch unangenehm, aber nicht direkt gefährlich. Können auch Hitze-Inseln entstehen?
Lengfelder: Das ist eine Frage, für die ich sehr dankbar bin. Hierzu

müssen wir allerdings noch einmal kurz zu den physikalischen Grundlagen zurückkehren. Leider verteilt sich hochfrequente Energie im Garraum nicht gleichmäßig, auch wenn man dies durch sich drehende Metallflügel (Wobbler) oder Drehteller als Bodenplatte zu verbessern versucht. Dennoch kann es selbst bei der Erwärmung von homogenem Material – denken Sie etwa an den Brei in einer Baby-Flasche – zur Bildung der von Ihnen angesprochenen Hitze-Inseln kommen. Diese können beim Füttern des Kleinkindes zu inneren Verbrühungen führen, denn in diesen Inseln kann eine um 10 bis 15 °C höhere Temperatur herrschen als am Äußeren der Flasche. Und das reicht aus, der Schleimhaut im Bereich der Speiseröhre des Babys einen deutlichen Schaden zuzufügen, Temperaturen über 45 °C reichen hier schon aus.

Mit Hitzeinseln ist zu rechnen

Durch kräftiges Rühren nach der Erwärmung der Flasche – Schütteln genügt meist nicht – kann diese Gefahr vermieden werden. Es darf aber niemals vergessen werden. Aus diesem Grunde rate ich von der Erwärmung von Flaschennahrung für Kleinkinder im Mikrowellengerät dringend ab. Diese Empfehlung ist manchen zu rigoros, doch ich bin

Kräftig durchrühren

der festen Überzeugung, daß lieber 1.000 Säuglinge eine zu kalte Flasche erhalten sollten als ein Baby eine zu heiße.

Frage: Was sagen Sie zu der in der esotherischen Weltanschauung herrschenden Ansicht, die Mikrowellen-Erhitzung sei eine ungesunde Form der Erwärmung?

Eine reine Glaubensfrage

Lengfelder: Viele Esotheriker vertreten die Auffassung, daß die Erwärmung über sogenannte Hochmolekularbewegung einen Teil der einem Lebensmittel innewohnenden Gesundheit zerstört. Physikalisch oder strahlenbiologisch läßt sich kein qualitativer Unterschied zwischen den verschiedenen Formen der Erwärmung objektivieren, die Argumentation der Esotheriker ist naturwissenschaftlich nicht nachvollziehbar. Das ist in meinen Augen eine reine Glaubensfrage jenseits einer logischen und naturwissenschaftlichen Begreifbarkeit.

Frage: Eine Frage, die sich an den Präsidenten der Gesellschaft für Strahlenschutz richtet, denn dieses Amt bekleiden Sie ja auch: Wie steht es um die Gefahren, die vom Mikrowellengerät selbst ausgehen können?

Lengfelder: Bei den bei uns verkauften Geräten sorgen mindestens zwei voneinander unabhängige Schalteinrichtungen dafür, daß der Hochfrequenzgenerator abschaltet, sobald die Tür geöffnet wird. Bei geöffneter Tür kann also keine hochfrequente Energie erzeugt und folglich auch nicht abgegeben werden. Bei geöffneter Tür ist deshalb eine Schädigung durch Mikrowellen nicht möglich.

Doppelt gesichert

Frage: Und wenn alle Sicherheitseinrichtungen versagen?

Lengfelder: Mir ist nicht bekannt, daß so etwas schon einmal passiert ist – und Mikrowellengeräte sind immerhin schon seit Mitte der 50er Jahre im Einsatz. Aber stellen wir uns ruhig einmal den zumindest theoretisch denkbaren Extremfall des Versagens der eigensicheren Schalteinrichtungen vor. Dann würde sich auch außerhalb des Garraumes ein elektromagnetisches Feld aufbauen, wobei – wenn man an mögliche Schäden denkt – zu unterscheiden wäre zwischen Erwärmung und einer jenseits der Erwärmung liegenden zusätzlichen Schädigung.

Ein theoretischer Extremfall

Die Leistung des sich außerhalb des Garraumes aufbauenden Feldes

Keine Angst vor Mikrowellen!

nimmt mit dem Quadrat des Abstandes von der Tür ab. Die Feldstärke reduziert sich schon im Nahbereich auf ein geringes Maß. Allerdings wären Feldlinienverdichtungen im Nahbereich nicht auszuschließen. Hier bestünde die Gefahr von Augenschäden. Die Vorstellung mancher Laien, hier würde eine Gefahr entstehen, vergleichbar einem plötzlich geöffneten Sack Flöhe, die blitzartig und unkontrolliert den gesamten Raum ausfüllen, ist gottlob falsch.

Frage: Nehmen wir den besonders unwahrscheinlichen Fall an, ein kleines Kind würde seine Hand oder seinen Kopf in die bei geöffneter Tür laufende Mikrowelle halten.

Gefährliche Zwischenfälle sind nicht bekannt

Lengfelder: Bevor die Erwärmung der Hand schmerzhaft wird, müßte das Kind schon eine Minute in den Garraum fassen. Bei einer längeren Bestrahlung des Kopfes würde ich allenfalls Wärme-Effekte im Sinne einer Schädigung im Bereich der Augen erwarten, denn die Hornhaut, vor allem aber die Augenlinse, sind aufgrund der Tatsache, daß sie keine eigene Blutgefäßversorgung haben, besonders wärmeempfindlich. Derartige Zwischenfälle kennen wir aus dem Bereich Radar und

Richtfunk, nicht jedoch aus dem Bereich der Mikrowellengeräte.

»Elektro-Smog«

Frage: Wie steht es um Befindlichkeitsstörungen, die auf sog. Elektro-Smog zurückzuführen sind?
Lengfelder: Hierbei geht es meist nicht um freigesetzte Hochfrequenz-Energie, sondern um elektromagnetische Felder, die von jedem stromdurchflossenen Leiter, besonders auch vom Netzteil aufgebaut werden – vom Netzteil nicht nur eines Mikrowellengerätes, sondern eines jeden Elektrogerätes vom Bürocomputer bis zum Fernseher. Auf diesem Gebiet sind noch Wissenslücken vorhanden, nach den derzeitigen Erkenntnissen ist der Elektro-Smog in diesem Bereich ohne krankmachende Relevanz.

Frage: Für die von einem Mikrowellengerät ausgehende Streu- oder Störstrahlung gelten Grenzwerte, die jedoch in verschiedenen Ländern unterschiedlich hoch sind. Was ist von solchen Grenzwerten zu halten?

Grenzwerte für Streustrahlen

Lengfelder: Ein Grenzwert ist prinzipiell nicht die Grenze zwischen gefährlich und ungefährlich, sondern immer ein Kompromiß zwischen einer tolerierbaren potentiellen Schädigung und den Kosten, die notwendig wären, um die Schädigung völlig auszuschalten.

Frage: Ist nicht allein schon der Begriff der tolerierbaren potentiellen Schädigung eine bürokratische Überheblichkeit?

Ausreichende Grenzwerte

Lengfelder: Eine Geschwindigkeitsbegrenzung auf 50 Stundenkilometer innerorts ist nicht die Grenze zwischen gefährlich und ungefährlich. Erst bei Tempo Null wäre die Zahl der Autounfälle auf Null zu reduzieren – aber dann macht das Auto keinen Sinn mehr, denn der positive und aus unserer Gesellschaft nicht mehr wegzudenkende Effekt der individuellen Mobilität wäre ebenfalls auf Null reduziert. Ich halte die derzeit geltenden Grenzwerte für die zulässige Abstrahlung von Mikrowellenleistung für ausreichend.

Frage: Zurück zu den Vorteilen der Mikrowelle: Wo liegt hier der Hauptakzent?

Vitamine werden geschont

Lengfelder: Im allgemeinen ist mit der Mikrowelle eine schnellere Erwärmung möglich als mit anderen Verfahren. Damit ist das Risiko, daß z. B. bei vitaminreicher Kost wie etwa Gemüse Vitamine im Außenbereich der Speisen bei den üblichen Erwärmungsverfahren durch die zeitaufwendige Wärmeleitung von außen nach innen zerstört werden, minimiert, denn bei der Mikrowelle entsteht die Wärme gleichzeitig auch im Inneren. Der Vorteil der kurzen Erwärmungsdauer ist stark vitaminschonend.

Frage: In einer Information des Bundesgesundheitsamtes ist davon die Rede, daß Vitamine im Mikrowellengerät nicht anders geschädigt werden als durch herkömmliche Zubereitung. Das stimmt nicht ganz mit dem überein, was Sie gerade gesagt haben.

Pluspunkt für die Mikrowelle

Lengfelder: Das ist eine geschickte Formulierung, die vielleicht gewählt wurde, um niemanden zu verärgern. Daß Vitamine im Mikrowellenherd nicht anders geschädigt werden als durch herkömmliche Zubereitung, sagt nur etwas über den Schädigungsmechanismus aus, der in der Tat bei allen Erwärmungsverfahren gleich ist. Die BGA-Information enthält aber keine Aussage über das Ausmaß der Schädigung. Insofern besteht zwischen dem Bundesgesundheitsamt und mir kein Widerspruch, im Gegensatz zum BGA bin ich jedoch so frei, hinsichtlich der Vitaminschonung der Mikrowelle Pluspunkte zuzuschreiben.

Dietrich Knorr

Neue Wege zur Verbesserung der Haltbarkeit

Dietrich Knorr,
Berlin

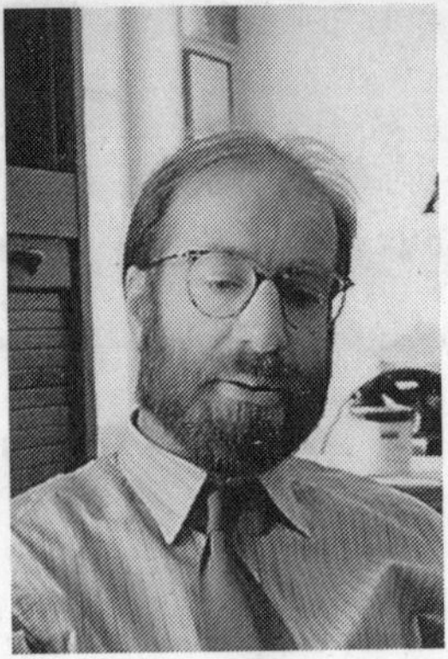

Professor Dr. Dipl.-Ing. Dietrich Knorr hat in Wien Lebensmitteltechnologie studiert und dann an mehreren amerikanischen Universitäten die wissenschaftliche Karriere bis zur Berufung als Institutsleiter durchlaufen, ehe er 1987 an der Technischen Universität Berlin die Professur für Lebensmitteltechnologie übernahm. Prof. Knorr ist Autor eines anerkannten Fachbuches über Lebensmittel-Biotechnologie.

Frage: Wie sind in Ihrem Hause die Forschungsschwerpunkte verteilt?

Drei Forschungsbereiche

Knorr: Bei uns dritteln sich die Forschungsbereiche in Verfahrenstechnik, Lebensmitteltechnologie und Lebensmittel-Biotechnologie. Letztere ist im Hinblick auf die Lebensmittelverarbeitung besonders interessant, weil wir uns hier auch intensiv mit biologischen, nichtthermischen Verfahren beschäftigen, zum Beispiel mit Enzymen zur Inaktivierung von Mikroorganismen. Im Bereich der Verfahrenstechnik befassen wir uns – aufbauend auf Arbeiten aus meiner Amerika-Zeit – intensiv mit der Anwendung extrem hoher Drücke im Bereich mehrerer tausend bar. Mit derartigen Drücken können Lebensmittel behandelt werden, wobei Nährstoffe, Farbstoffe und Aromen weitestgehend erhalten bleiben, während Mikroorganismen inaktiviert werden.

Frage: Ist diese Verfahrenstechnik bereits in einem für die industrielle Nutzung reifen Stadium?

Konservierung durch Hochdruck

Knorr: Die Japaner haben erste derart behandelte Produkte seit 1991 auf dem Markt, bei uns dauert das leider länger. Die Japaner wenden das mit staatlicher Unterstützung erfolgreiche Konzept an, im Bereich dieser Lebensmitteltechnologien stets ein universitäres Forschungsinstitut, eine Maschinenbaufirma und einen Lebensmittelbetrieb zu einem Projekt zusammenzufassen, in das so viel Geld und Motivation gesteckt werden, daß es gleichsam zum Erfolg verurteilt ist.

Japan als Vorreiter

Inzwischen wird geschätzt, daß in Japan etwa 50 Hochdruckanlagen innerhalb der Industrie in Lebensmittel-Forschung und -Produktion eingesetzt werden, von denen die ersten schon Produkte auf dem Markt haben, obwohl man sich teilweise über die wissenschaftlichen Grundlagen noch gar nicht klar ist. In Europa werden neue Verfahren zunächst lange und gründlich erforscht; mit der Produktions-Planung wird erst begonnen, wenn die Grundlagenforschung abgeschlossen ist. Auf ihre Weise stampfen die Japaner Produkte innerhalb von zwei Jahren aus dem Boden, was bei uns fünf, sechs oder sieben Jahre dauert.

Frage: Welche Produkte eignen sich für die Hochdruck-Behandlung? Eier ja wohl kaum?

Knorr: Sagen Sie das nicht, denn die Widerstandskraft von Eierschalen ist beeindruckend. Sie können bei Raumtemperatur durch Hochdruck ein Ei »kochen«, ohne daß es zu den typischen thermisch bedingten geschmacklichen Veränderungen kommt.

Salmonellen im Flüssig-Ei abtöten

Die Hochdruck-Technik wäre geeignet, um beispielsweise in Flüssig-Ei Salmonellen abzutöten. Beim konventionellen Pasteurisieren können Sie nur bis 64,5 °C erhitzen, darüber kommt es zur unerwünschten Koagulation, darunter nur zur unzureichenden Keimreduzierung.

Frage: Wie funktioniert dieses Verfahren technisch?

Druck von allen Seiten

Knorr: Das Verfahren beruht im wesentlichen auf der druckbedingten morphologischen Veränderung von Mikroorganismenmembranen und auf durch Volumenveränderungen resultierenden Veränderungen von Inhaltsstoffen oder deren Nichtbeeinflussung. Technisch besteht eine solche Anlage im wesentlichen aus einem mit Wasser gefüllten Druckbehälter. Sie geben das Produkt, das auch verpackt sein kann, in das Wasser und komprimieren es, so daß Ihr Produkt einem gleichmäßigen hydrostatischen Druck ausgesetzt wird, der – weil der Druck von allen Seiten wirkt

(Pascal'sches Prinzip) – das Produkt nur minimal verformt. Die größte derartige Anlage, die in Japan in Betrieb ist, hat ein Volumen von einem Kubikmeter.

Schutz für Aroma, Vitamine und Farben

Die ersten Produkte, die in Japan auf diese Weise behandelt werden, sind Marmeladen wie z. B. aus Orangen und Kiwi, die keimfrei werden sollen, ohne daß Aroma, Vitamine und Farbe Schaden nehmen. Denkbar ist eine Anwendung auch bei Fertiggerichten, die unterschiedliche Lebensmittel mit kurzen Haltbarkeitszeiten enthalten, bei denen man sich den letzten Sterilisierungs- oder Pasteurisierungsschritt, bei dem die Produkte oft übermäßig thermisch belastet werden, ersparen möchte.

Ein unverkennbarer Trend

Frage: Bei uns gibt es ja den unverkennbaren Trend, daß die Verbraucher in immer stärkerem Maße industriell gefertige und bearbeitete Lebensmittel ablehnen. Das reicht bei manchen bis hin zu einer allgemeinen Industrie-Verteufelung. Haben Sie nicht die Befürchtung, daß die neue Technologie der Hochdruck-Behandlung an dieser Hürde scheitern könnte?

Knorr: Ins Kreuzfeuer der Kritik gerät die industrielle Lebensmittel-Verarbeitung immer dann, wenn der

Verbraucher – ob begründet oder nicht – den Verdacht hat, die industrielle Verarbeitung mindere die Qualität. Aber genau das passiert beim Hochdruck nicht, dieses Verfahren erhält stärker als andere die »Natürlichkeit« unverarbeiteter Lebensmittel. Ich würde also das Verfahren nicht vordergründig als neue Technologie (so tun es die Japaner) der Öffentlichkeit vorstellen, sondern unter dem Aspekt der verbesserten ernährungsphysiologischen Qualität.

Es geht nur um die Qualität

Frage: Im Trend der grünen Welle, wenn wir es einmal so nennen dürfen, wünschen sich viele Verbraucher Lebensmittel, die so wenig wie möglich bearbeitet sind. Immer mehr Verbraucher verlangen sogar völlig unbearbeitete Lebensmittel. Ist das nicht eine für die Lebensmittelindustrie kontraproduktive Einstellung?

Knorr: Ich bin fest davon überzeugt, daß hier mit sehr viel Aufklärung sehr viel zu erreichen ist. In der Vergangenheit ist es immer wieder passiert, daß die Öffentlichkeit durch Zufall auf Verfahrensschritte oder Zusatzstoffe oder Konservierungsmethoden gestoßen ist, die sie bei oder in Lebensmitteln nicht er-

Viel erreichen durch gutes Erklären

wartet hatte. Aus der Überraschung oder Empörung heraus wurde Kritik geübt und so geriet die Lebensmittelindustrie in die Defensive.

Notwendige Dinge

Im Zeitalter der Massenproduktion und -versorgung sind bestimmte Dinge einfach notwendig. Wenn aber etwas notwendig ist, dann kann man auch offen dazu stehen und den Verarbeitungsprozeß wohlbegründet erklären. Das hat in der Vergangenheit vielfach gefehlt.

Naturbelassen, aber sicher

Der Verbraucher oder die Verbraucherin will ja nicht nur ein möglichst naturbelassenes Produkt, sondern auch ein sicheres Produkt. Und das sind zwei Dinge, die eigentlich im Widerspruch zueinander stehen. Hier gibt es sehr schöne Konzepte, die versuchen, diesen Widerspruch zu lösen. Bei den traditionellen thermischen Konservierungsmethoden wurde bei hohen Temperaturen lange thermisch behandelt, weil man – was die mikrobielle Belastung der Produkte anbelangt – von den schlechtesten denkbaren Bedingungen ausgegangen ist. Man hat die Lebensmittel mit einer bestimmten Temperatur über eine bestimmte Zeit behandelt, die erforderlich gewesen wären, um die maximal mögliche Keimzahl zu inaktivieren – und zwar unabhängig von der tat-

Früher: teilweise überbehandelt

sächlichen Keimzahl. Daraus resultiert aus Gründen der Sicherheit bisweilen eine Überbehandlung zu Lasten von ernährungsphysiologisch wertvollen und erhaltenswerten Lebensmittelbestandteilen.

Heute: schonendere Verfahren

Inzwischen versucht man die Sache selektiver anzugehen und baut eine Reihe kleiner Hürden auf. Der Prozeß der Keiminaktivierung wird in mehrere Schritte aufgelöst, von denen jeder einzelne schonend ist, jedoch jeder einen gewissen Teil zur Inaktivierung von Mikroorganismen beiträgt. Auf diese Weise erreichen Sie das Ziel der Keimreduzierung ohne gravierende Beeinträchtigung der Lebensmittelqualität. Ganz am Anfang des Prozesses wäre es natürlich sinnvoll, zu prüfen, welche Keimmengen überhaupt vorhanden sind – was derzeit noch langwierig ist –, um zu deren Inaktivierung nicht mehr »Verarbeitung« aufzuwenden als erforderlich.

Frage: Wie kann die Verwirklichung dieses Hürdenkonzepts in der Realität aussehen?

pH-Wert...

Knorr: Sie könnten im ersten Schritt den pH-Wert des Lebensmittels beeinflussen, im zweiten Schritt seine Wasseraktivität, d. h. die Be-

...Wasseraktivität

...Enzyme

...Wärme

Das Hürdenkonzept

Napoleons Problem wurde gelöst

dingungen, welche Mikroorganismen brauchen, um leben zu können. So beeinflussen Sie durch zwei relativ simple Variationen der Umgebungsbedingungen die Lebensqualität der Mikroorganismen negativ. Denkbar wäre auch, die Mikroorganismen in einem ersten Schritt enzymatisch zu schädigen, ohne sie komplett zu inaktivieren. Dann wäre als zweiter Schritt eine thermische Behandlung mit niedriger Temperatur und kurzer Dauer denkbar.

Das Hürdenkonzept erhöht zwar die Zahl der Bearbeitungsschritte, jedoch auch die Erhaltung der Qualität der Lebensmittel. Dies wird der Verbraucher oder die Verbraucherin akzeptieren, wenn erklärt wird, daß auf diese Weise mehr natürliche Lebensmittelbestandteile erhalten bleiben können.

Frage: Lassen Sie uns einmal die zukunftsorientierte Gegenwart verlassen und zurückblicken. Wie ist die thermische Konservierung historisch einzuordnen?

Knorr: Die Konservierung durch Hitzebehandlung ist relativ jung, sie geht auf Napoleon zurück, der Probleme hatte, seine Armee mit Lebensmitteln zu versorgen, so daß er einen Preis für eine Lebensmittel-Konservierungsmethode ausschrieb. Diesen Preis gewann ein gewisser Herr Appert, der Produkte in Weinflaschen füllte, die er stundenlang im siedenden Wasserbad kochte, dann Korken aufsetzte, mit Wachs verschloß, und fertig war die erste Konserve. Später wurde der Siedepunkt des Wasserbades durch Zusatz von Calciumchlorid von 100 auf 120 °C erhöht. Interessant ist, daß Pasteur erst rund 50 Jahre später einen Zusammenhang zwischen Verderb von Lebensmitteln und Mikroorganismen herstellen konnte.

Die erste Konserve

Vor der Entwicklung der Konserventechnologie hatte man als haltbare Lebensmittel nur Trockenprodukte – Wasserentzug ist ja auch eine Form der Konservierung – und fermentierte Produkte, also z. B. mit Milchsäure vergorene Lebensmittel. Und schließlich Salz und Zucker als die ältesten Formen der chemischen Konservierung sowie Räuchern als Kombination von Trocknen mit einem chemischen Prozeß.

Die ältesten Formen der Haltbarmachung

Das Gefrieren ist erst relativ spät entwickelt worden, in den 30er Jahren unseres Jahrhunderts in den Vereinigten Staaten von Amerika zum Transport des geschlachteten

Gefrieren war revolutionär

Viehs von den weidereichen Gebieten in die Ballungsräume der Großstädte. Diese Konservierungsmethode hat unseren Umgang mit Lebensmitteln in der Tat revolutioniert.

Rasante Entwicklungen

Wenn man sich vorstellt, daß Kühlschränke in Amerika erst in den 40er Jahren allgemein eingeführt wurden, bei uns erst in den 50er Jahren in die ersten Haushalte kamen – die Gefriertruhen sogar noch später –, dann ist es in der Tat verblüffend, in wie kurzer Zeit die Gefriertechnologie ein so hohes Maß an Bedeutung gewonnen hat – und in Verbindung mit der Mikrowelle noch sehr viel mehr an Bedeutung gewinnt. Vor 20 Jahren hatten wir vermutlich noch etwa 70 Prozent Konservendosen und 20 bis 30 Prozent Gefriergut; mittlerweile ist es bestimmt umgekehrt.

Frage: Noch einmal zurück zur Angst vor allzuviel Technologie im Bereich der Lebensmittelverarbeitung. Stimmt es denn überhaupt, daß bei der industriellen Verarbeitung mehr Schritte benötigt werden als im Haushalt?

Knorr: Das ist eine interessante Angelegenheit. Wenn Sie jemanden fragen, wie viele Verarbeitungsschritte benötigt werden, um vom Rohprodukt bis zum verzehrfertigen Lebensmittel zu gelangen, dann denken die meisten Leute an zwei bis drei Grundoperationen. Wenn diese Leute dann hören, daß in der Lebensmittelindustrie, aber auch im Haushalt oft 10 bis 20 Schritte benötigt werden, dann packt sie das kalte Entsetzen. Hier wird einfach zu wenig Aufklärung betrieben; es muß deutlich gemacht werden, daß auch im Haushalt vergleichbar viele Schritte erforderlich sind. Wenn Sie z. B. einen Salat sortieren, vorreinigen, zerkleinern, waschen, abtropfen, trocknen, anmachen, rühren und anrichten, dann kommen Sie allein schon bei einem Salat, der ohne thermische Behandlung zubereitet wird, auf neun Verarbeitungsschritte.

Unbegründete Ängste vor vielen Verarbeitungsschritten

Frage: Ich könnte mir vorstellen, daß in der Lebensmittelindustrie wesentlich ökonomischer mit den Lebensmitteln umgegangen wird als im Haushalt.

Sinnvolle Nutzung statt Abfall

Knorr: Das ist ein guter Hinweis. Wenn beispielsweise Karottensaft hergestellt wird – ob nun industriell oder im Haushalt –, dann sind im Pressrückstand noch relativ viel Inhaltsstoffe an die Zellwände gebunden. Im Haushalt wird der Trester weggeworfen. Anders in der Industrie: Hier kann der Rückstand mit Kohlendioxyd unter bestimmten Druck- und Temperaturbedingungen (im überkritischen Zustand) behandelt werden, wodurch sich z. B. bis zu 80 Prozent vorhandenes Beta-Carotin herauslösen lassen. Beta-Carotin ist ein wertvolles Antioxidans, dem z. B. in der Krebsprophylaxe durch Ernährung viel Bedeutung zugeschrieben wird. Hier gibt es also in der Industrie – und die Beispiele ließen sich ergänzen – eine sinnvolle Nutzung von Restprodukten, die im Haushalt als Abfall behandelt werden.

Frage: Wenn getrocknet wird, dann geschieht dies ja im Haushalt meist durch Sonnen- oder Lufttrocknung, in der Industrie vorzugsweise durch Sprüh- oder Gefriertrocknung. Wo liegen die wesentlichen Unterschiede?

Gefriertrocknung...

Knorr: Bei der Gefriertrocknung werden Lebensmittel zuerst gefroren und dann das gefrorene Wasser unter Vakuum in die Gasphase umgewandelt und entfernt. Beim Sprühtrocknen werden fein zerstäubte Flüssigkeitströpfchen wie Milch oder Fruchtsäfte in Heißlufttürme eingebracht und aufgrund der großen Flüssigkeitsoberfläche fast schlagartig getrocknet. Es sollte noch erwähnt werden, daß, wenn Sie z. B. ein Produkt mit hohem Gehalt an Vitamin C sonnentrocknen, wegen der langen Prozeßdauer bis zu 50 Prozent des Vitamins verloren gehen. Wenn Sie dasselbe Produkt industriell gefriertrocknen, verlieren Sie nicht 50 Prozent, sondern nur unter 1 Prozent. Das ist ein gewaltiger Vorteil, wenn man den Qualitätserhalt des Ausgangsproduktes im Auge hat. Das werden auch kritische Verbraucher akzeptieren, wenn man es ihnen verständlich erklärt.

...hat einen gewaltigen Vorteil

Oder betrachten wir das Thema Lagerhaltung: Sie können Kartoffeln aus biologischem Anbau kaufen und dennoch deren Vitamin-C-Gehalt während der Lagerung weitgehend reduzieren. Bei der industriellen Verarbeitung dagegen wird geerntet und meist sofort verarbeitet, z. B. gefroren. Das ist das beste, was man zum Qualitätserhalt tun kann.

Vitaminverluste sind oft zu vermeiden

Frage: Meinen Sie, daß in dieser Hinsicht mehr Fehler im Haushalt gemacht werden als in der Industrie?

Knorr: Davon bin ich überzeugt. Fehler werden beispielsweise bei ganz trivialen Dingen gemacht. Bleiben wir noch einmal bei der Kartof-

Triviale Fehler im Haushalt

fel. Sie wird vor dem Kochen zerkleinert, damit sie schneller gar wird. Je kleiner die Stücke sind, desto größer ist die Oberfläche. Und je größer die Oberfläche, desto größer die Möglichkeit der Auslaugung von Nährstoffen; umgekehrt bedeutet eine kleine Stückgröße die Möglichkeit zum schnelleren Garwerden. In der Industrie versucht man diese Prozesse zu optimieren und hat auch die Möglichkeit, Lebensmittel viel unmittelbarer nach der Ernte verarbeiten zu können als dies oft im Haushalt möglich ist.

Frage: Von der Zubereitung zur landwirtschaftlichen Produktion: Gibt es Daten darüber, wie sich bei bestimmten Lebensmitteln die Schadstoffbelastung im Laufe der letzten Jahre entwickelt hat?

Die Schadstoffbelastung sinkt ständig

Knorr: Die Belastung ist – soweit es Schwermetalle betrifft – zurückgegangen. Auch mit den Pestiziden gehen wir heute besser um als noch vor Jahren oder Jahrzehnten. Das liegt teils am sinnvolleren und gezielteren Einsatz, teils an technologischen Fortschritten. Pestizide können heute beispielsweise in Polymere eingeschlossen werden, die ihre Wirkstoffe kontinuierlich über einen langen Zeitraum abgeben, so daß heute besser dosiert werden kann.

Überdüngung schafft Probleme

Gravierende Probleme gibt es nach wie vor beim Nitratgehalt im Trinkwasser und in Lebensmitteln. Dieses Nitrat wird vom Menschen in Form von Dünger oft in zu großer Menge in den Kreislauf der Natur und damit in die Nahrungskette eingebracht.

Frage: Ist es überhaupt bei den hohen Erträgen unserer Landwirtschaft nötig, mit Nitrat zu düngen?

Politische Lösungen sind gefragt

Knorr: Auf der einen Seite haben wir Felder mit maximalen Hektarerträgen, auf der anderen Seite Felder, die brach liegen, weil fürs Brachliegen gutes Geld gezahlt wird. Jetzt könnte man auf die Idee kommen, für kontinuierlich mittlere Erträge auf allen Feldern zu plädieren. Aber damit wären wir mitten in der Agrarpolitik, auf die ich mich nicht einlassen will, denn ich bin Technologe und kein Politiker. Wenn man bedenkt, daß es Jahrzehnte dauert, bis fünf Zentimeter Bodenkrume entstehen, die dann manchmal durch Erosion in einem einzigen Jahr weggewaschen werden... Das sind Probleme, die noch massiv auf uns zukommen.

Enzyme gegen Nitrate im Wasser

Frage: Lassen Sie uns beim Nitrat bleiben. Gibt es Ansätze zur Nitrat-Verminderung?

Knorr: Die üblichen Methoden, die zur Aufbereitung von Trinkwasser verwendet werden, funktionieren für Nitrat nicht. Was sich im Moment am meisten durchsetzt, ist die mikrobielle Behandlung. Hierbei geht es um den Einsatz von Mikroorganismen, die Nitratreduktasen besitzen, Enzyme also, die in der Lage sind, Nitrat zunächst zu Nitrit und weiter zu elementarem Stickstoff abzubauen. Das ist ein Verfahren, das bei Trinkwasser ebenso gut funktioniert wie bei Gemüsesaft und möglicherweise bei anderen mit Nitrat belasteten Produkten.

Frage: Und was wird aus den Mikroorganismen? Bleiben die im Trinkwasser oder im Gemüsesaft? Eine Vorstellung, die auch nicht gerade froh stimmt.

Sichere und sinnvolle neue Prozesse

Knorr: Das ist eine sehr gute Frage. Entweder man inaktiviert die Mikroorganismen thermisch und/oder filtriert sie aus dem Wasser oder klaren Saft. Oder man schließt die Mikroorganismen von vornherein in kleinen Gelkapseln ein und schickt das Wasser durch einen Reaktor. Das nitratreduzierte Wasser kann dann mechanisch von den Mikroorganismen getrennt werden, weil die Gelkapseln für den Mikrofilter zu groß sind. Mit solchen immobilisierten Mikroorganismus-Systemen wird bereits in vielen biotechnologischen Lebensmittelprozessen gearbeitet, denn es sind gut kontrollierbare, sichere und sinnvolle Prozesse.

Frage: Noch einmal direkt zurück zum Nitrat im Gemüse. Bin ich diesbezüglich besser dran, wenn ich keinen fertigen Möhrensaft kaufe, sondern frische Möhren, aus denen ich meinen Saft selber presse?

Natürlicher Nitratabbau am Tage

Knorr: Hier kann das vemeintlich gesunde »zurück zur Natur« in der Tat problematisch werden. Pflanzen können pflanzliches Nitrat tagsüber unter Lichteinwirkung verstoffwechseln. Daraus hat man Konsequenzen gezogen und zieht beispielsweise die Möhren morgens teilweise aus der Erde, läßt die feinen Endwurzeln aber noch sitzen. Dadurch kann die Möhre tagsüber Nitrat abbauen und hat abends, wenn sie geerntet wird, einen wesentlich geringeren Nitratgehalt als in der Früh. Viele industriell hergestellte Gemüseprodukte werden vor der Weiterverarbeitung (z. B. Ge-

Blanchieren hilft auch

frieren, Trocknen, Dosenkonservieren) mit Heißwasser behandelt (blanchiert), wobei durch Auslaugung der Nitratgehalt ebenfalls reduziert wird.

Walter P. Hammes

Irrationale Angst bremst den Fortschritt

Walter P.
Hammes,
Stuttgart-
Hohenheim

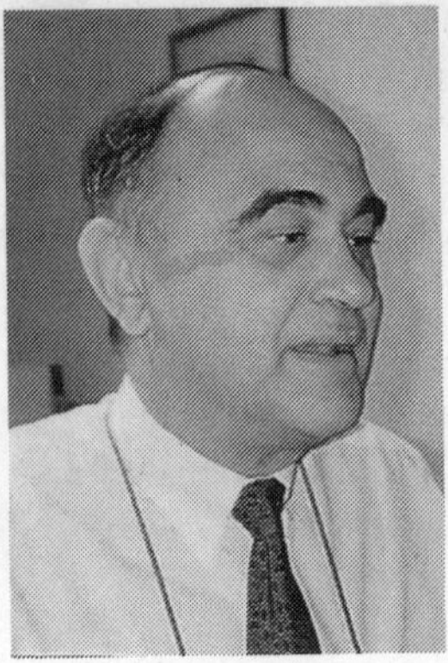

Professor Dr. Walter P. Hammes hat in München Mikrobiologie studiert und nach seiner Promotion zwei Jahre lang in den USA auf dem Gebiet der Biochemie gearbeitet. Nach seiner Habilitation in München wurde er 1980 Professor für Allgemeine Lebensmitteltechnologie und -mikrobiologie an der Universität Hohenheim in Stuttgart.

Grundbegriffe klären

Frage: Wir wollen über die Möglichkeiten und Grenzen der Gentechnik im Lebensmittelbereich sprechen – ein Thema, das in der Öffentlichkeit stärker auf der Basis von Emotionen als auf der Grundlage von Informationen diskutiert wird. Daher ist es unerläßlich, zunächst einige Begriffe zu erklären. Wo liegt der grundsätzliche Unterschied zwischen Gentechnik und herkömmlichen Züchtungsverfahren?

Das Erbmaterial heißt DNS

Hammes: Das Erbmaterial von Menschen, Tieren und Pflanzen besteht aus der gleichen chemischen Substanz, nämlich der Desoxyribonukleinsäure. Dieser Zungenbrecher wird mit DNS, im angloamerikanischen Sprachraum mit DNA abgekürzt. Die einzelnen Erbfaktoren, oder Gene, sind Abschnitte sehr langer Molekülketten, von denen jedes in der Zelle bzw. im Organ eine genau definierte Funktion besitzt.

Etwa 100.000 Gene

Die Zahl der Gene ist nicht genau bekannt, dürfte aber in der Größenordnung von etwa 100.000 liegen. Jedes Gen besteht aus einigen tausend Kettengliedern. Ihre Anordnung enthält die genetische Information ähnlich wie die Anordnung der Buchstaben in einer Schrift.

Austausch von Informations-Bausteinen...

In den letzten Jahren sind Verfahren entwickelt worden, einzelne Gene auszuschneiden, zu isolieren und die Anordnung ihrer Kettenglieder, also ihre genetische Information, zu ermitteln. Im Reagenzglas lassen sich auch einzelne Bausteine gezielt austauschen, um so die Information zu verändern. Die Gene lassen sich anschließend wieder in lebende Organismen einschleusen und dort zur Funktion bringen, wobei der Empfängerorganismus ein ganz anderer als der Spenderorganismus sein kann. Diese Verfahren sind der Inhalt der Gentechnik oder Gentechnologie. Die Werkzeuge dieser Methode, mit der das Erbmaterial neu zusammengesetzt werden kann (rekombinante DNA), wurden 1969 entdeckt; 1973 gelang es erstmals, die Grundoperationen in lebenden Zellen durchzuführen.

...in lebenden Zellen seit 1973

Frage: Also ist die Gentechnik ein Eingriff in die Natur, wenn nicht gar in die Schöpfung, wie von den Gegnern immer wieder ins Feld geführt wird?

Hammes: Wenn wir ruhig und sachlich diskutieren, dann müssen wir doch zugeben, daß der Mensch seit tausenden von Jahren – und damit komme ich zu Ihrer Eingangsfrage zurück – bei der Züchtung von Pflanzen und Tieren in deren genetische Eigenschaften eingreift. Dies geschieht durch Auswahl einzelner Individuen mit gewünschten Eigenschaften. Durch die bewußte Kombination (Kreuzung) ausgewählter Individuen bei der biologischen Vermehrung lassen sich die Eigenschaften verschiedener Organismen neu kombinieren.

Züchtung ist nichts Neues

Durch konsequente und lang anhaltende Wiederholung dieser Verfahren können Organismen entstehen, die mit ihren Vorfahren nur noch begrenzte Ähnlichkeit haben.

Natürliche Erbveränderungen

Grundlage für die Züchtung ist das natürliche Auftreten erblicher Veränderungen, der sogenannten Mutationen.

Gezielte Eingriffe über Artgrenzen hinweg

Gentechnik unterscheidet sich von den herkömmlichen Züchtungsverfahren dadurch, daß einzelne Gene isoliert und später wieder in lebende Organismen eingeführt werden. Im Gegensatz zu den Züchtungsverfahren erlaubt dies einen gezielteren Eingriff und insbesondere eine genauere Charakterisierung des isolierten Gens und seiner Wirkungen und damit des angestrebten Ziels des Eingriffs. Ein besonderer Unterschied zu den herkömmlichen Züchtungsverfahren liegt in der Möglichkeit, Artgrenzen zu überwinden und Gene aus gänzlich unverwandten Arten, z. B. aus Tieren und Pflanzen, in Bakterien einzuführen.

Frage: Wie könnte – zumindest theoretisch – die Anwendung der Gentechnik im Lebensmittelbereich aussehen? Lassen Sie uns dabei zunächst nur über die Möglichkeiten sprechen, auf die Risiken wollen wir später eingehen.

Gentechnik für die Landwirtschaft...

Hammes: Lassen Sie uns unterscheiden zwischen dem agrarischen Bereich und der Lebensmittelproduktion. Im Landwirtschaftsbereich lassen sich dann wiederum bei der Erzeugung von Lebensmittel-Rohwaren sowohl tierischen als auch pflanzlichen Ursprungs zwei Felder unterscheiden. Das jeweils erste Feld betrifft die Anwendung von Produkten gentechnischen Ursprungs, die im allgemeinen von der chemisch-pharmazeutischen Industrie erzeugt werden und der Landwirtschaft dienen.

...liefert Futtermittel, Hormone, Tierarzneimittel und...

Es handelt sich hierbei um Produkte, die gewöhnlich auch ohne Gentechnologie herstellbar sind, die jedoch in ihrer Ausbeute, Wirksamkeit und letztlich auch ökonomischen Gewinnung allein durch die Gentechnik für die Anwendung in Betracht gezogen werden können. Hierbei denke ich an Futtermittel, Hormone, Pharmaka usw. Aber auch grundsätzlich Neuartiges, das allein durch Gentechnik zu schaffen ist, gehört in dieses Feld der denkbaren Anwendungen. Hierbei denke ich an den Einsatz beispielsweise von Frostschutzbakterien, die es in dieser Form in der Natur nicht gibt. Diese Produkte dienen der Landwirtschaft in dem Sinne, daß die Lebensmittel-Rohwaren ökonomischer produziert werden können, die Gesundheit von Pflanzen und Tieren verbessert wird, Ressourcen eingespart werden, Verbesserungen im Sinne der Umweltschonung vorgenommen werden und der Verbraucher mit qualitativ höherwertiger Nahrung insbesondere hinsichtlich des Hygienezustandes und des nutritiven Wertes versorgt werden kann.

...neue Lebensmittel-rohwaren mit vielen Vorteilen

Frage: Und welches ist das zweite Einsatzfeld der Gentechnik in der Landwirtschaft?

Hammes: Das zweite Feld betrifft die Modifikation von höheren Lebewesen selbst, man spricht hier von sog. transgenen Tieren bzw.

Transgene Pflanzen und Tiere

Pflanzen. In diesem Fall werden die Lebewesen selbst mit Hilfe gentechnischer Methoden modifiziert.

Geänderte Ziele

Für den agrarischen Bereich ist bemerkenswert, daß sich die Zielrichtung geändert hat oder im Begriff ist, sich zu ändern. Vorgaben sind nicht mehr allein die agrarischen Erfordernisse, sondern zunehmend auch die Ansprüche der Lebensmittelverarbeitung. Damit ergibt sich die Möglichkeit, daß die Landwirtschaft nicht mehr, wie es in der Vergangenheit die Regel war, allein solche Rohwaren der Verarbeitung zur Verfügung stellt, die aus traditionellen, praktischen und aus ihrer Ertragslage erklärbaren Gründen als erzeugbar gelten.

Künftige Ansprüche an die Rohware

In dieser Situation muß sich die Lebensmitteltechnologie der Rohwaren-Verarbeitung in optimaler Weise anpassen. Künftig könnte von vornherein eine Rohware erzeugt werden, die den Ansprüchen der Verarbeitung bzw. den Erfordernissen der Ernährungsphysiologie in erhöhtem Maße Rechnung trägt.

Frage: Könnten Sie uns hierfür zur Veranschaulichung ein Beispiel nennen?

Hammes: Ein gutes Beispiel sind die Tomaten. Sie werden in den USA zum größeren Teil verarbeitet, wobei in den Tomatenprodukten die Trockenmasse aufkonzentriert wird. Die Tomate enthält 95 Prozent Wasser, das Produkt nur etwa 32 Prozent. Hätten die Tomaten nur wenige Prozent weniger Wasser, ließen sich gewaltige Kosten und vor allem Energie einsparen. Jedes Prozent schlägt hierbei mit 80 Millionen Dollar zu Buche.

Energie und Kosten könnten gespart werden

Es erscheint auch möglich, die Fettsäurezusammensetzung der Pflanzen so zu modifizieren, daß diese den Erkenntnissen der Ernährungsphysiologie über die Verhütung von Herz- und Kreislauferkrankungen besser entsprechen und einen höheren Anteil an einfach und mehrfach ungesättigten Fettsäuren enthalten.

Modifizierte Pflanzen im Zeichen der Gesundheit

Frage: Und welche Möglichkeiten bieten sich der Lebensmittelverarbeitung auf dem Gebiet der Gentechnologie?

Hammes: Ihr können neben den neuartigen Rohwaren aus der Landwirtschaft einerseits Zusatzstoffe aus gentechnischer Produktion zur Verfügung gestellt werden, beispielsweise Enzyme, Vitamine, Aminosäuren, Aroma- und Ge-

Bessere Rohwaren und Zusatzstoffe für die Lebensmittelverarbeitung

schmacksstoffe, und andererseits lassen sich auch Fermentationsprozesse mit Hilfe gentechnisch modifizierter Fermentationsorganismen ausführen. In diesem Falle übt die Lebensmitteltechnologie selbst den Umgang mit Gentechnologie bzw. den Trägern der genetischen Modifikation aus. Dabei ist für die Risikobetrachtung zu unterscheiden zwischen Fermentationen, bei denen die Mikroorganismen als Fermentationserreger abgetötet werden und solchen, bei denen die Mikroorganismen lebendig im Lebensmittel verbleiben, was zwangsläufig mit einer Freisetzung verbunden ist.

Frage: Gibts auch hierfür ein Beispiel?

Labferment Chymosin

Hammes: Schon einsatzbereit ist das für die Käseherstellung wichtige Labferment. Bisher wurde Lab (Chymosin) aus Kälbermägen gewonnen. Der große Bedarf an Chymosin hat zur Suche nach neuen Quellen für milchkoagulierende Enzyme geführt. Ähnliche Enzyme sind zwar zur Käseherstellung geeignet, ihre Eigenschaften sind jedoch mehr oder weniger unterscheidbar von denen des echten Labs. Die Gewinnung rekombinanten Chymosins während des letzten

Jahrzehnts führte von der Isolierung bis zu fertigen und marktreifen Chymosinpräparaten aus Bakterien, Hefen oder Schimmelpilzen.

Das rekombinante Chymosin ist identisch mit dem Chymosin aus Kälbermägen, und deshalb sind ihre Eigenschaften auch völlig gleich. Der einzige Unterschied liegt in der größeren Reinheit des Chymosinpräparates aus rekombinanten Mikroorganismen.

Größere Reinheit bei gleichen Eigenschaften

Frage: Da man offensichtlich nicht von den Möglichkeiten sprechen kann, ohne gleichzeitig die potentiellen Risiken zu berühren, geben Sie uns bitte einen pauschalen Überblick über diese Risiken.

Hammes: Die Risiken gliedern sich in solche mit ökologischen Auswirkungen und solche mit unmittelbarem Einfluß auf die Gesundheit des Menschen. In die erste Gruppe gehören mögliche Beeinflussungen eines bestehenden Ökosystems und mögliche Beeinflussungen der menschlichen Gesundheit aus der Veränderung des Ökosystems. Zur zweiten Gruppe potentieller Risiken zählen schädliche Effekte genmodifizierter Mikroorganismen (Pathogenität, Toxigenität, erhöhte Resistenz gegenüber Chemothera-

Ökologische und gesundheitliche Risiken?

peutika), schädliche Effekte aus transgenen höheren Organismen (Toxizität), schädliche Effekte aus gentechnisch veränderten Enzymen, sog. Xenozymen (Toxizität), schädliche Effekte aus unerwünschten Präparateverunreinigungen (Toxizität) und schließlich Auswirkungen der rekombinanten DNA auf den Menschen.

Unerläßliche Prüfungen

Wo immer Pathogenität, Toxigenität, Resistenzerhöhung und Toxizität zu befürchten ist, ist eine entsprechende Überprüfung unerläßlich und grundsätzlich mit den bestehenden Methoden so handhabbar, daß hinreichend zuverlässige Aussagen getroffen werden können.

Abwägung von Nutzen und Risiko

Unsicherheit besteht jedoch bei den Auswirkungen auf das Ökosystem. Offenbare Ängste vor einer Auswirkung rekombinanter DNA auf den Menschen oder die mit ihm vergesellschaftete Mikroflora sind durch experimentelle Befunde nie ganz abbaubar – da diese in ihrer Aussagekraft stets nur von begrenztem Wert sind. Hieraus ist zu erkennen, daß nur dann genetisch modifizierte Organismen bzw. deren DNA freigesetzt werden sollte, wenn dies nach einer Nutzen-Risiko-Abwägung sinnvoll erscheint.

Die Bestimmungen unseres nationalen Gentechnikgesetzes und die entsprechenden Richtlinien des Europäischen Rates tragen diesen potentiellen Risiken Rechnung und haben entsprechend hohe Hürden in die Zulassungsverfahren eingebaut.

Hohe Hürden

Frage: Bisher haben wir mehr über die grundsätzlichen Möglichkeiten gesprochen, welche die Gentechnik bietet. Können Sie uns ein konkretes Beispiel erläutern?

Zum Beispiel Tomaten mit vollem Aroma

Hammes: Nehmen wir ein Beispiel, das jedermann nachvollziehen kann: Tomaten. Stockgereifte Tomaten sind gewöhnlich zu empfindlich für den Transport. Sie werden deshalb weitgehend noch grün geerntet und gekühlt transportiert. Das Ergebnis sind nicht selten blasse, mehlige und geschmacklose Früchte. Gentechnisch veränderte Tomaten werden dagegen nicht so schnell weich und könnten deswegen am Stock reifen, das volle Aroma entwickeln und ohne Kühlung transportiert werden.

Frage: Wie ist das zu erreichen?

Das Weichmacher-Enzym lahmlegen

Hammes: Für das Weichwerden ist ein ganz bestimmtes Enzym der Tomate verantwortlich. Wenn man – vereinfacht beschrieben – das entsprechende Gen isoliert, kopiert und in umgekehrter Richtung wieder in die Tomate einbringt, dann hat die Tomate nach dieser Operation zwei unterschiedlich orientierte Gene, die sich gegenseitig inaktivieren, so daß die Bildung des »Weichmacher-Enzyms« verhindert wird.

Koffeinfreie Kaffeebohnen

Diese bereits zur Verfügung stehende Technologie ist auch bei anderen Früchten einsetzbar, deren natürliches Weichwerden Probleme bereitet. Auch die Erzeugung von koffeinfreien Kaffeebohnen ist auf ganz ähnliche Weise möglich.

Frage: Ein besonderes Problem einer ganzen Reihe von Lebensmitteln ist ja die mikrobielle Belastung mit Keimen, die für den Menschen pathogen sind – an erster Stelle stehen hier wohl die Salmonellen. Bietet die Gentechnologie auch auf diesem Feld Problemlösungen an?

Als aktuelles Beispiel Listerien

Hammes: Hier kann ich Ihnen ein ganz aktuelles Beispiel nennen, das noch nicht einmal publiziert ist, weil es momentan noch um Patentfragen geht. Sie kennen den Krankheitserreger *Listeria monocytogenes,* der relativ weit verbreitet ist – in Lebensmitteln allerdings absolut unerwünscht. Es sind aus der Schweiz, Kanada und Amerika Fälle von Er-

krankungen bekannt, die durch Listerien in Lebensmitteln verursacht wurden.
Und das sind Krankheiten, die man fürchten muß: Kretinismus, Abort bei Frauen, Hirnhautentzündung usw. Nun gibt es einen Phagen (Phagen sind auf Kosten lebender Bakterienzellen vegetierende Lebensträger), der die Listerien auflöst, und zwar mittels eines lytischen Enzyms.
Eine Forschergruppe hat jetzt dieses Lyse-Gen herausgeschnitten und in einen Stamm von Milchsäurebakterien transplantiert, so daß jetzt diese Bakterien, die in der Milchwirtschaft ein breites Anwendungsgebiet haben, das Enzym produzieren, das die gefürchteten Listerien auflöst und damit unschädlich macht. Dieses Enzym ist hochspezifisch, d. h. es greift nur *Listeria monocytogenes* an, während es andere Keime unberührt läßt, so daß die Veränderung zwar minimalster Art, aber dennoch oder gerade deswegen hochwillkommen ist.
Wir selbst haben ein Enzym, das Staphylokokken auflöst, in Milchsäurebakterien hinein kloniert. Es ist sicher nur eine Frage der Zeit, bis wir den Salmonellen auf ähnliche Art begegnen können – ein wahrhaft faszinierender Aspekt, wie ich finde.

Furchtbare Krankheitserreger bekämpfen

Minimale Veränderungen – große Wirkung

Ein faszinierender Aspekt: keine Salmonellengefahr

Frage: Wie würde der Einsatz der Milchsäurebakterien, die zur Bekämpfung von Listerien »umerzogen« worden sind, in der Praxis vor sich gehen?

Einsatz über den Säurewecker

Hammes: Das wäre ganz einfach. Normalerweise hat jede Molkerei ihren Säurewecker, den sie fix und fertig von einem Laboratorium kauft, der zu Beginn der Käseproduktion der Kesselmilch beigesetzt wird. Diese aus Milchsäurebakterien bestehende Kultur würde lediglich gegen den modifizierten Stamm ausgetauscht – und schon wäre das Listerien-Problem gelöst.

Frage: So würde es in der Milchwirtschaft funktionieren, wie aber in der übrigen Landwirtschaft, denn Listerien – Sie sagten es bereits – sind weitverbreitet?

Starterkultur für den Waschgang beim Salat...

Hammes: Nehmen wir das Beispiel Kopfsalat. Salat wird heute gewaschen, geschnitten, in Folie verpackt, bei Kühltemperaturen transportiert und so auf den Markt gebracht. Wenn man jetzt eine Starterkultur mit solchen Mikroorganismen, die dieses lytische Enzym bilden, in einer bestimmten Verdünnung in den letzten Waschgang einbringt, dann hat das Enzym auf der Oberfläche des Salates genügend Zeit, um die Listerien zu eliminieren, ehe der Salat beim Verbraucher angekommen ist.

Frage: Angenommen, es gäbe das, was gegen Listerien wirkt, bereits gegen Salmonellen. Wie würde die Verfahrenstechnik in der Hähnchenproduktion aussehen können?

...und für das Tauchbad bei Hähnchen

Hammes: Nageln Sie mich nicht auf die genauen Zahlen fest, aber von der Größenordnung her ist es ungefähr so, daß sich in 15 Prozent der Hähnchen vor der Schlachtung Salmonellen nachweisen lassen, während es nach Abschluß der Schlachtung fast 100 Prozent sind. Wenn Sie sich einmal eine industrielle Hähnchenschlachtung ansehen, werden Sie feststellen, daß dabei sehr viel mit Wasser gearbeitet wird, durch das die Salmonellen sehr wahrscheinlich übertragen werden. An einer Stelle dieses Tauchbades könnte ich eine solche Starterkultur zusetzen, die spezifisch Salmonellen-lytische Enzyme bildet – ich könnte auch die von Bakterien produzierten Enzyme direkt zusetzen. Wenn ich damit zuvor auch noch das Hühnerfutter versetze, dann könnte es gelingen, das Problem in den Griff zu bekommen.

Frage: Salmonellen sind hitzeempfindlich und niemand ißt rohes Hühnerfleisch. Ist ein solcher Aufwand denn überhaupt nötig, nachdem die pathogenen Keime ohnehin beim Braten, Kochen oder Grillen inaktiviert werden?

Komplizierte Hygieneprobleme

Hammes: Das ist völlig richtig. Die wenigsten Salmonellosen resultieren direkt aus dem Verzehr von Hähnchenfleisch. Wir haben es hier vielmehr mit einem komplizierten Hygieneproblem zu tun. Das Hähnchen und seine Salmonellen kommen roh in die Küche und durch Unachtsamkeit gelangen die Salmonellen auf dem Wege der Kreuzkontamination in andere Lebensmittel, die vor dem Verzehr nicht mehr erhitzt werden.

Mehr als ein Viertel sind Salmonellosen

Bedenken Sie, daß mehr als ein Viertel aller bekannt werdenden Lebensmittelvergiftungen Salmonellosen sind. Das ist ein real existierendes Problem, das mit dem Ruf »zurück zur Natur« nicht in den Griff zu bekommen ist.

Frage: Zurück zur Gentechnologie. Viele Lebensmittelzusatzstoffe werden ja bereits von Mikroorganismen hergestellt. Welchen zusätzlichen Nutzen bietet hier die Gentechnik?

Hammes: Zu den heute bereits mit Hilfe von Mikroorganismen hergestellten Lebensmittelzusatzstoffen gehören Aminosäuren, Aromakomponenten, Farbstoffe, Hydrokolloide, Vitamine, Fruchtsäuren und Antibiotika. Die Ausbeuten sind oft relativ gering und die Stoffe werden nicht ins Medium ausgeschieden, sondern müssen in nachfolgenden Prozessen, im sog. Downstream Processing, aus der Zellmasse aufgereinigt werden. Daher ist es in vielen Fällen vorteilhaft, das Produkt von solchen Mikroorganismen produzieren zu lassen, die mit preiswerteren Substraten unter einfacheren Fermentationsbedingungen wachsen, höhere Ausbeuten liefern und das Produkt ins Medium ausscheiden.

Spezielle Mikroorganismen helfen

Auch bei einem natürlichen Produzenten eines bestimmten Zusatzstoffes könnte mittels gentechnischer Methoden die Ausbeute gesteigert werden. Andere Zusatzstoffe, die bisher nicht von Mikroorganismen produziert werden, könnten durch Fermentation billiger und reiner produziert werden. Beispiele sind Süßstoffe, Aromastoffe bzw. -vorstufen, Farbpigmente usw.

Mehr, billiger und reiner

Frage: Auf der nördlichen Halbkugel unserer Erde ist wohl die Überernährung das eigentliche Problem, auf der südlichen die Unterernährung. Welchen Beitrag zur Lösung dieser Probleme kann die Lebensmitteltechnologie leisten?

Problematisch ist der Proteinmangel

Hammes: Bei der Unterernährung ist zu beachten, daß es sich vielfach nicht um eine unterkalorische Ernährung handelt, sondern eher um einen Proteinmangel. Dieses Problem ist rein theoretisch lösbar. Auf diesem Gebiet ist im industrialisierten Norden, von Rußland bis Amerika, enorm viel geforscht worden. Es sind funktionierende Anlagen gebaut worden, die mit wenig Energie aus Algen, durch Hefezucht usw. Protein gewinnen. Keine einzige dieser Anlagen funktioniert mehr. Die wohl größte Anlage wurde stillgelegt, als Präsident Reagan sein Versprechen, die Subventionen für die Landwirtschaft abzuschaffen, nicht einlöste, denn jetzt können diese Proteine nicht mehr mit den subventionierten Soja-Proteinen konkurrieren.

Ein politisch bedingter Fehlschlag

Wir haben es hier also nicht mit einem Problem der Lebensmitteltechnologie zu tun, sondern mit einem Problem der Politik. Und vergessen sie nicht die Angst der Menschen, die vielen logischen Konzepten im Wege steht. So sind beispielsweise die Leute in Bangladesh lieber

Angst vor logischen Konzepten

verhungert als Weizen statt Reis zu essen, einfach weil sie keinen Weizen kennen. Ob Überflußgesellschaft oder Hungergebiet, die Ernährungsgewohnheiten der Menschen sind in einem enorm hohen Maße fixiert.

Frage: Die Angst geht ja auch bei uns um, Angst vor der Gentechnik, Angst vor der Bestrahlung von Lebensmitteln, Angst vor zu viel Chemie in unseren industriell verarbeiteten Lebensmitteln...

Hammes: ...wobei jene, die die Angst unbegründet schüren, mit dem Anspruch auftreten, die Verbraucher zu schützen. Bei deren Agieren und Agitieren hat Sachverstand häufig einen sehr geringen Stellenwert, die Verunsicherung des Verbrauchers hat Vorrang vor der Information.

Sachverstand bleibt oft auf der Strecke

Konsequente Aufklärung durch Information und der politische Mut, gesicherten wissenschaftlichen Erkenntnissen den Weg zur Anwendung zu ebnen, wären die besten Wege in eine bessere Zukunft – aber stattdessen werden wir zunehmend mit irrationalen Argumenten konfrontiert. Und gegen die ist man schlicht und einfach machtlos.

Da ist man machtlos

Frage: Haben Sie hierfür ein Beispiel, das nicht unbedingt mit Gentechnologie zu tun haben muß?

Benzoesäure in Preiselbeeren ist nicht zum Fürchten

Hammes: Preiselbeeren enthalten von Natur aus Benzoesäure und gelten keineswegs als giftige Früchte. Warum um alles in der Welt sollte ich Benzoesäure fürchten, wenn sie in gleichen oder geringeren Mengen als deklarierter Zusatzstoff in einem anderen Lebensmittel enthalten ist, etwa im Fleischsalat?

Reales Risiko abwägen

Das Risiko, daß die nichtkonservierten Lebensmittel Ursache für Lebensmittelvergiftungen werden können, ist andererseits real, und so läßt eine Risikoabwägung den Gebrauch der Konservierungsstoffe geraten sein.

Bessere Lebensmittelqualität findet immer Gegner

Bemerkenswert ist auch die Einführung der Pasteurisation von Milch. Noch in den 30er Jahren gab es in Großbritannien Demonstrationen gegen diese Maßnahme, und Aktivisten trugen Schilder mit der Aufschrift »Pasteurisierung tötet unseres Babies«. Wir kennen die Zahl der Toten, die in der Folgezeit in Großbritannien am Genuß von unpasteurisierter Milch gestorben sind; auch hier ist gezeigt, daß Maßnahmen zur Verbesserung der hygienischen Lebensmittelqualität, obwohl sie sehr wirksam sind, stets eine entscheidende Gegnerschaft haben.

Johannes F. Diehl

Naturbelassene Lebensmittel – ein Irrweg?

Johannes F. Diehl, Karlsruhe

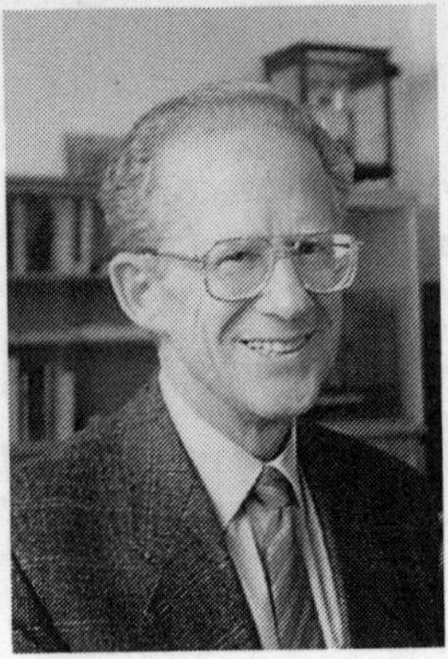

Professor Dr. Johannes Friedrich Diehl ist Leiter des Instituts für Ernährungsphysiologie der Bundesanstalt für Ernährung in Karlsruhe und Honorarprofessor an der Universität Karlsruhe. Er arbeitet mit in maßgeblichen Gremien der Deutschen Forschungsgemeinschaft, der Weltgesundheitsorganisation sowie der Internationalen Union für Lebensmittelwissenschaft und -technologie.

Frage: Im Mittelpunkt unseres Gespräches soll zwar die Bestrahlung von Lebensmitteln stehen, lassen Sie uns aber mit einer allgemeinen Frage beginnen. Wir leben in einer hochtechnisierten Gesellschaft und ernähren uns folglich auch ganz überwiegend mit Lebensmitteln, die industriell verarbeitet und deren Rohstoffe von einer hochtechnisierten Landwirtschaft erzeugt werden. Trotz High-Tech-Akzeptanz auf anderen Gebieten wächst der öffentliche Widerstand gegen diese Form der Ernährung, der Ruf nach naturbelassenen Lebensmitteln wird immer lauter. Wie ist das zu erklären?

Trotz High-Tech zurück zur Natur?

Diehl: Diese Frage sollten Sie eher einem Soziologen stellen als einem Naturwissenschaftler. Würde sich ein Besucher von einem anderen Planeten anhand von Presseveröffentlichungen und Rundfunk- und Fernsehsendungen der letzten Jahre über die Ernährung der Erdenbewohner informieren, so müßte er den Eindruck gewinnen, daß die Menschen – und insbesondere die Deutschen – systematisch vergiftet werden. Schwermetalle, Formaldehyd, Dioxin, Nitrat, Aflatoxin und Perchlorethylen beherrschen die Schlagzeilen; Begriffe wie »giftig« und »toxisch« sind schon so abge-

Giftige Schlagwörter

griffen, daß nur noch mit der Kategorie »hochtoxisch« Aufmerksamkeit zu erzielen ist.

Fakten contra Ignoranz

Die Fakten jedoch sehen völlig anders aus. Unbestreitbare Tatsache ist – auch wenn sie von den Medien konsequent ignoriert wird –, daß die gesundheitliche Qualität unserer Lebensmittel heute in vielfacher Hinsicht besser ist als je zuvor.

Frage: Können Sie hierzu konkrete Beispiele anführen?

Heute drastisch weniger Schwermetallbelastung

Diehl: Nach Angaben des Ernährungsberichts 1976 betrug die Aufnahme von Blei damals 110 % des von der Weltgesundheitsorganisation als duldbar angesehenen Wertes. Für Cadmium und Quecksilber betrug der entsprechende Wert 90 bzw. 60 %. Da dies Mittelwerte waren, muß man annehmen, daß die Aufnahme dieser Schwermetalle bei manchen Personen erheblich über dem duldbaren Wert lag. Wieviel günstiger diese Werte heute sind, weist der Ernährungsbericht 1988 aus: 28, 37 und 33 % der duldbaren Werte nahmen wir vor 4 Jahren an Blei, Cadmium und Quecksilber auf. Inzwischen nimmt der Mensch noch viel weniger Blei mit der Nahrung auf: Nach dem Jahresbericht 1990 des Bundesgesundheitsamtes liegt die Ausschöpfung des duldbaren Wertes nur noch bei 15 bis 17 %. Ähnliche Entwicklungen sind für Lösungsmittel, für Benzpyren, für Nitrit und Nitrosamine, für Sulfit und für Pflanzenschutzmittel, für Schimmelpilzgifte, Tierarzneimittel und Wachstumsförderer sowie für die Strahlenbelastung durch Radioaktivität in der Nahrung nachzuweisen. In allen diesen Bereichen – und die Liste ist keinesfalls vollständig – ist in den letzten 20 Jahren ein deutlicher Rückgang der Belastung erfolgt.

Umweltkontaminanten: Der Rückgang ist deutlich

Frage: Wenn denn die Schreckensmeldungen der Medien über das Gift in der industriell gefertigten Nahrung zutreffen, so müßte das doch in der Lebenserwartung, im Krankenstand oder in der Häufigkeitsentwicklung bestimmter Erkrankungen seinen Niederschlag finden. Gibt es hierzu verläßliche Zahlen?

Diehl: Die Deutschen erreichen in immer größerer Zahl ein immer höheres Alter, was keinesfalls nur auf die bessere Bekämpfung der Kindersterblichkeit zurückzuführen ist. Die Statistiken der Krankenkassen weisen aus, daß die Deutschen heute nicht häufiger und nicht län-

Das Zuviel an Nahrung ist der wahre Feind

ger krank sind als vor Jahrzehnten. Die Zahl der Arbeitsunfähigkeitstage pro Jahr pendelt seit mehr als 30 Jahren um rund 20 Tage pro Kassenmitglied. Wenn in der Medizin Zusammenhänge zwischen Gesundheit und Ernährung diskutiert werden, geht es fast nie um die von den Medien hochgespielte Chemie in der Nahrung, sondern nahezu ausnahmslos um Überernährung und ihre Folgen.

Frage: Unbestreitbar ist aber doch, daß heute mehr Menschen an Krebs sterben als früher.

Krebs: Überwiegend eine Alterserkrankung

Diehl: Das ist eine Frage der Altersstruktur unserer Bevölkerung. Krebs tritt überwiegend im Alter auf, und je höher der Anteil alter Menschen in der Bevölkerung ist, desto höher sind Krebsinzidenz und -mortalität. Wenn Sie die Zahl der Krebstoten pro 100.000 Einwohner in den Altersgruppen unter 30 Jahre und 30 bis 60 Jahre betrachten, finden Sie während der letzten 40 Jahre praktisch keine Änderung. Auch in dieser Hinsicht finden sich keine Fakten für eine zunehmende Gift- oder Chemiebelastung unserer Nahrung.

Frage: Lassen Sie uns zur Bestrahlung von Lebensmitteln kommen. Speziell in Deutschland stößt diese Technologie auf einen so großen Widerstand, daß sie – obgleich von der Weltgesundheitsorganisation empfohlen und als sicher eingestuft – nach wie vor verboten ist. Liegt es daran, daß es sich um eine neue Technologie handelt, die noch wenig erforscht ist?

Weder neu...

Diehl: Die natürliche Beschaffenheit der Lebensmittel wird durch das Bestrahlen weniger verändert als durch herkömmliche Verfahren wie Erhitzen, Trocknen oder Räuchern. Die Bestrahlungs-Technologie ist weder neu noch wenig erforscht. Bereits 1905 erhielten zwei Engländer ein Patent für die Verbesserung der Haltbarkeit von Lebensmitteln durch Behandlung mit ionisierenden Strahlen. 1957 kam es – und zwar in Stuttgart – zur ersten kommerziellen Nutzung der Lebensmittelbestrahlung in der Welt.

...noch wenig erforscht

Startschuß im Jahr 1959...

Dem wurde zwei Jahre später ein Ende gesetzt, als das neue Lebensmittelgesetz in Kraft trat, das die Lebensmittelbestrahlung verbot, weil man das Verfahren für nicht ausreichend erforscht hielt. Dieses Gesetz war in der Bundesrepublik und in vielen anderen Staaten der Startschuß für eine großangelegte Forschungstätigkeit zur Überprüfung der gesundheitlichen Unbedenklichkeit bestrahlter Lebensmittel.

...für ein internationales Projekt

Daraus wurde ein internationales Projekt, an dem sich 24 Nationen und 4 internationale Organisationen beteiligten. Die Projektleitung für diesen weltweiten Forschungsverbund wurde bei uns hier in Karlsruhe angesiedelt, also in der Bundesforschungsanstalt für Ernährung. Die Ergebnisse dieser Arbeiten wurden dem bei der Weltgesundheitsorganisation in Genf tagenden Expertenkomitee für Lebensmittelbestrahlung zur Beurteilung vorgelegt.

Urteil: Unbedenklich

Dieses Gremium kam bei seiner vierten und vorläufig letzten Zusammenkunft im Jahre 1980 angesichts der Fülle der vorliegenden Untersuchungsergebnisse zu einem höchstgutachterlichen Urteil und erklärte, die Bestrahlung von Lebensmitteln aller Art bis zu einer Dosis von 10 Kilo-Gray (kGy) sei toxikologisch unbedenklich und biete keine besonderen Probleme hinsichtlich Nährwert und mikrobieller Eigenschaften.

Eine Reihe nationaler Regierungen hat inzwischen eigene Expertenkomitees eingesetzt, die immer wieder die Genfer Entscheidung von 1980 bekräftigt haben. 1988 tagte in Genf eine internationale Regierungskonferenz über die Akzeptanz, die Kontrolle von und den Handel mit bestrahlten Lebensmitteln. Von den fast 60 teilnehmenden Regierungen einigten sich alle bis auf zwei (Australien und die Bundesrepublik) auf ein Konferenzdokument, das die kontrollierte Zulassung bestrahlter Lebensmittel nach international einheitlichen Kriterien befürwortet.

Zwei Außenseiter

Frage: Wie ist die Situation innerhalb der Europäischen Gemeinschaft?

Diehl: Eine Richtlinie zur Angleichung der Rechtsvorschriften über bestrahlte Lebensmittel ist bisher am deutschen Widerstand gescheitert. In einigen unserer Nachbarländer, beispielsweise in Holland, Belgien, Frankreich und England, wird die Bestrahlung seit Jahren praktiziert. Wenn die Bundesrepublik in den weiteren Verhandlungen an ihrer grundsätzlich ablehnenden Haltung festhält, muß damit gerechnet werden, daß die EG-Richtlinie überhaupt nicht zustande kommt.

Einsamer deutscher Widerstand

Frage: Welche praktischen Konsequenzen würden daraus erwachsen?

Kein ausreichendes Argument

Diehl: Nach der bisherigen Rechtsprechung des Europäischen Gerichtshofes würde dies bedeuten, daß Lebensmittel, die in EG-Ländern bestrahlt wurden, in denen diese Bestrahlung erlaubt ist, von den deutschen Behörden nicht zurückgewiesen werden dürfen. Die einzige Einspruchsmöglichkeit wäre, daß die Bundesregierung eine Gesundheitsgefährdung der Bevölkerung durch solche Importe nachweist. Das ist aber undenkbar, solange alle zuständigen Fachgremien die Unbedenklichkeit der Bestrahlung bestätigen. Die bisher von der Bundesregierung allein vorgebrachte Begründung ihrer ablehnenden Haltung, die Bestrahlung sei technisch nicht notwendig, wird vom Europäischen Gerichtshof mit Sicherheit nicht als ein ausreichendes Argument für die Zurückweisung bestrahlter Importe anerkannt werden.

Frage: Wo liegen die Vorzüge der Lebensmittelbestrahlung?

Schutz für Verbraucher und Hersteller

Diehl: Das Verfahren dient, so wie es in den genannten Nachbarländern angewendet wird, einerseits dem Schutz des Verbrauchers vor durch Lebensmittel übertragbaren Krankheiten, andererseits dem Schutz der Lebensmittelerzeuger, die ja strafrechtlich zur Verantwortung gezogen werden können, wenn jemand durch ihre Erzeugnisse gesundheitlich geschädigt wird.

Frage: Bei welchen Lebensmitteln wäre die Bestrahlung mit welchem Ziel möglich und sinnvoll?

In Frage kommende Produkte

Diehl: Bei weitem am wichtigsten ist die Anwendung bei Trockenprodukten, Tiefkühlware und Frischprodukten wie etwa Garnelen, Froschschenkeln und Geflügelfleisch zum Zwecke des Pasteurisierens, also zur Abtötung von krankheitserregenden Bakterien wie etwa Salmonellen. Bestrahlung kann auch das Auskeimen verhindern, z. B. bei Zwiebeln und Knollen wie etwa Kartoffeln. Das Verfahren kann bei einigen Arten von Frischobst und -gemüse die Haltbarkeit verbessern, es kann Insekten vernichten, wie sie beispielsweise in Trockenfrüchten, Hülsenfrüchten und Getreideflocken vorkommen.

Gegen das Auskeimen statt chemischer Begasung

Anwendungen zur Verhinderung des Auskeimens oder zur Insektenvernichtung gibt es bislang in keinem EG-Land; sie könnten nur dann Bedeutung erlangen, wenn die heute praktizierte chemische Begasung dieser Produkte, die billiger ist als die Bestrahlung, eines Tages verboten würde. Abgesehen von einer versuchsweisen Vermarktung bestrahlter Erdbeeren in Frankreich vor einigen Jahren und der inzwischen eingestellten Zwiebelbestrahlung in der ehemaligen DDR gibt es auch nirgends in Europa eine Bestrahlung von Frischobst und Frischgemüse.

Frage: Welche Argumente werden gegen die Bestrahlung ins Feld geführt? Man hört immer wieder, die Bestrahlung zerstöre Vitamine. Stimmt das?

Vitamine haben unterschiedliche Stabilität

Diehl: Teilweise wird sogar behauptet, die Bestrahlung beraube die Lebensmittel jeglichen Nährwerts. Zunächst zu den Vitaminen: Einige Vitamine, etwa das B_2, sind sehr stabil gegenüber einer Bestrahlung, andere, etwa das B_1 oder das Vitamin E, sind relativ empfindlich. In welchem Maße Vitamine durch Bestrahlung zerstört werden, hängt nicht nur von der Strahlendosis ab, sondern wesentlich auch von der Verfahrenstechnik. Durch Ausschluß von Luftsauerstoff oder durch Bestrahlung bei tiefen Temperaturen können auch bei hoher

Dosis die Vitaminverluste gering gehalten werden, womit ich Verluste von unter 20 % meine.
Bei anderen Konservierungsverfahren wie dem Trocknen oder Hitzesterilisieren sind die Verluste an Vitaminen meist höher als bei der Bestrahlung. Bei keiner der in der EG-Richtlinie vorgesehenen Lebensmittelgruppen verursachen die dort genannten Strahlendosen einen Vitaminverlust, der ernährungsphysiologisch eine Rolle spielen könnte.

Höhere Verluste bei anderen Verfahren

Frage: Ändert sich die Wertigkeit des Eiweißes durch die Bestrahlung?
Diehl: Die Eiweißwertigkeit wird überhaupt nicht beeinträchtigt.

Eiweiß bleibt unverändert

Frage: Gelegentlich hört man auch den Vorwurf, die Bestrahlung mache den verstärkten Einsatz von Zusatzstoffen wie Farbstoffen, Aromastoffen und Antioxidantien erforderlich.
Diehl: Diese Befürchtung ist durch nichts begründet, sondern gezielte Falschinformation wider besseres Wissen. Keines der in unseren Nachbarländern bestrahlten Produkte erleidet durch diese Behandlung Qualitätsschäden, deren Korrektur den Zusatz irgendwelcher Stoffe erfordern würde.

Die Qualität bedarf keiner Korrektur

Bestrahlung ist heute nachweisbar

Frage: Was sagen Sie zu dem Vorwurf, das Verfahren sei nicht kontrollierbar und daher mißbräuchlich anwendbar, da es keine zuverlässige Nachweismethode für die Bestrahlung von Lebensmitteln gebe?

Diehl: Wenn bestrahlte Lebensmittel tatsächlich mit starken Qualitätseinbußen und Nährstoffverlusten auf den Markt kämen, müßte es leicht sein, die Bestrahlung nachzuweisen. Die Tatsache, daß dies jedoch schwierig – wenn heute auch nicht mehr unmöglich – ist, zeigt doch, wie gering die Veränderungen sind und spricht insofern für die Bestrahlung. Die Kontrolle muß an den Bestrahlungsanlagen erfolgen, die aufgrund der Strahlenschutzgesetze sowieso der staatlichen Aufsicht unterliegen. Dies erfordert internationale Vereinbarungen. Solange die Bundesrepublik sich gegen solche Vereinbarungen sperrt, während in anderen Staaten bestrahlt wird, ist eine Kontrolle am allerwenigsten möglich.

Andere Nachteile einer Lebensmittelbestrahlung?

Frage: Ein weiteres Argument der Bestrahlungsgegner lautet, die sensorische Qualität der Lebensmittel könne durch die Bestrahlung Schaden nehmen.

Diehl: Dies trifft auch für andere

Verfahren zu. Daß es möglich ist, Speisen beim Kochen anbrennen zu lassen, spricht nicht gegen das Kochen. Die Bestrahlung hat nur bei einer begrenzten Anzahl von Lebensmitteln Aussicht auf industrielle Nutzung. Das ist kein Grund, das Verfahren generell zu verdammen. Die Tatsache, daß man Kopfsalat nicht durch Tiefgefrieren konservieren kann, bedeutet nicht, daß das Tiefgefrieren generell ein schlechtes Verfahren ist.

Frage: Ist die Lebensmittelbestrahlung eine elegante Lösung für die Nuklearindustrie, ihre Abfallprobleme zu lösen?

So schürt man Angst

Diehl: Die Lebensmittelbestrahlung erfolgt mit Gammastrahlen von Kobalt-60 oder mit Elektronenstrahlen. Beide haben mit Abfällen der Nuklearindustrie nichts zu tun. Wer so argumentiert, schürt absichtlich unterschwellige Angst.

Frage: Hat es in unseren Nachbarländern oder in anderen Staaten, in denen legal Lebensmittel bestrahlt werden, einmal schwere Unfälle in den Bestrahlungsanlagen gegeben?

Diehl: Im Vergleich zum Umfang der Anwendung sind Betriebsunfälle in der industriellen Bestrahlungstechnik außerordentlich selten. Bei uns ist lediglich die Bestrahlung von Lebensmitteln verboten, während auf anderen Gebieten in großem Maßstab bestrahlt wird, ohne daß sich jemand darüber aufregt. Medizinische Artikel wie Operationshandschuhe, Catgut und Einwegspritzen werden nahezu ausschließlich durch Bestrahlung sterilisiert. Auch zur Lackhärtung, zur Kunststoff-Stabilisierung und zur Haftverbesserung von Druckfarben wird die Bestrahlung industriell eingesetzt, ohne daß es in den entsprechenden Anlagen zu ernsthaften Problemen gekommen ist. Dasselbe gilt für die Lebensmittel-Bestrahlungsanlagen in unseren Nachbarländern.

Zahlreiche Artikel werden bei uns bestrahlt

Frage: Aber die Strahlendosen, die für die Lebensmittelbestrahlung in Betracht kommen, wären doch für einen Menschen absolut tödlich?

Eine Frage der Dosis

Diehl: Eine Strahlendosis wird umso schlechter vertragen, je höher ein Organismus entwickelt ist. Der Mensch wird durch eine niedrigere Dosis getötet als das Insekt, das Insekt durch eine niedrigere Dosis als das Bakterium oder das Virus.

Frage: Muß man nicht davon aus-

gehen, daß ein Unfall, der theoretisch denkbar ist, irgendwann einmal auch praktisch passiert?
Diehl: Würde jemand eine Bestrahlungskammer betreten, in der gerade bestrahlt wird, könnte er dies kaum überleben. Das ist aber nur möglich, wenn die bestehenden mehrfachen Sicherungsverriegelungen absichtlich funktionsuntüchtig gemacht werden. Folgen für die Umwelt hätte ein solcher Unfall jedoch nicht. Die Vorstellung, eine Lebensmittel-Bestrahlungsanlage könnte explodieren wie eine Atombombe, ist völlig abwegig. Wenn in einer Konservenfabrik jemand die Sicherheitsvorschriften mißachtet und sich mit Heißdampf oder kochendem Wasser verbrüht, kann das auch tödlich sein. Niemand käme auf die Idee, deshalb das Kochen zu verbieten.

Im Falle eines Falles...

...kann auch heißes Wasser tödlich sein

Frage: Was würde passieren, wenn im Steuerungsprozeß etwas schief läuft und die Strahlendosis versehentlich verdoppelt wird? Könnte daraus eine Gefahr für den Verbraucher resultieren?
Diehl: Nein, auf keinen Fall. Die angewendete Dosis hängt weniger vom Lebensmittel ab als vom angestrebten Zweck. Wenn ich das Aus-

Die Dosis ist zweckgebunden

keimen von Kartoffeln verhindern will, dann reicht eine sehr niedrige Dosis. Wenn ich Insekten sterilisieren will, so daß sie sich nicht mehr fortpflanzen können, brauche ich eine etwas höhere Dosis. Will ich Bakterien abtöten, brauche ich eine noch höhere Dosis, die an die Obergrenze des von der WHO als unbedenklich erklärten Bereiches herankommt.

Das empfohlene Limit...

Das Maß für die Strahlendosis ist das Gray, abgekürzt Gy. 10 Kilo-Gray (kGy), also 10.000 Gy, sind die von der WHO empfohlene Obergrenze. Hähnchenfleisch wird z. B. in Frankreich mit 6 kGy bestrahlt. Würde die Dosis versehentlich auf 12 kGy verdoppelt, würde der Verzehr solcher Ware für den Menschen ohne gesundheitliche Konsequenzen bleiben. Es gibt viele Untersuchungen bis hinauf zu 50 kGy, in denen keine gesundheitsschädlichen Konsequenzen nachgewiesen werden konnten. Es gibt also oberhalb der zugelassenen Grenze von 10 kGy einen großen Sicherheitsbereich.

...hat einen großen Sicherheitsbereich

Probleme lägen beim Vermarkter

Ich bezeichne die Bestrahlung gern als eine sich selbst limitierende Methode. Das erste, was bei erhöhter Dosierung Probleme bereiten würde, sind Geschmacksabweichungen oder Veränderungen in der Konsistenz. Derart veränderte Produkte sind zwar nicht gesundheitsgefährdend, aber unverkäuflich. Das Problem läge also nicht beim Verbraucher, sondern beim Vermarkter oder Bestrahler, der auf seinen Produkten sitzenbleibt.

Frage: Mancher Laie glaubt, ein Lebensmittel, das den Prozeß der Bestrahlung durchlaufen hat, werde dadurch selbst zur Strahlenquelle.

Keine Kernumwandlung

Diehl: Das wäre schlimm! Von Natur aus hat jedes Lebensmittel eine gewisse minimale Radioaktivität, die durch die Bestrahlung nicht verändert wird. Einen Kernumwandlungsprozeß, der die Voraussetzung für die Entstehung von Radioaktivität darstellt, erreicht man nur mit enorm hoher Strahlenenergie, die man an den Atomkern heranbringt. Das ist mit der Strahlung, die von Kobalt-60 ausgeht, gar nicht möglich. Kobalt-60 hat eine Strahlenenergie von etwa 1 Million Elektronen-Volt (MeV), für eine Kernumwandlung werden mehr als 14 MeV benötigt. Bei Linearbeschleunigern, die Elektronenstrahlen erzeugen, sind Energien von mehr als 10 MeV nicht erlaubt. Auch hier ist also ein Sicherheitsabstand eingebaut.

Eine heikle Frage

Frage: Zum Schluß eine heikle Frage. Kann man sagen, daß die sich durchsetzenden Bestrahlungsgegner und die von der manipulierten Volksmeinung abhängigen Politiker, die bei uns weiterhin eine Lebensmittelbestrahlung blockieren, verantwortlich sind für durch Lebensmittel verursachte Erkrankungen und Todesfälle?

Überzeugende Gegenargumente?

Diehl: Das ist eine im Grunde richtige und logisch begründbare Behauptung, die sich allerdings sehr schwer in konkreten Zahlen ausdrücken läßt und daher in der Tat heikel ist. Fest steht, daß die Häufigkeit der Salmonellose und anderer Formen der Enteritis infectiosa in den letzten Jahren dramatisch zugenommen hat und daß die WHO die Lebensmittelbestrahlung als eines von mehreren geeigneten Mitteln zur Bekämpfung dieses beunruhigenden Trends betrachtet. Ich denke, daß ein Politiker, der sich auf Dauer dem Rat der WHO widersetzt, dafür überzeugende Argumente haben sollte. Diese Argumente allerdings habe ich bisher nicht gehört.

Hans Steinhart

Bessere Fleischqualität ist machbar

Hans Steinhart,
Hamburg

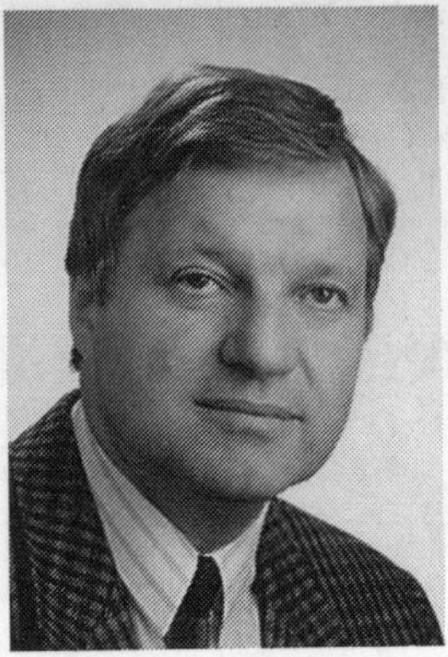

Professor Dr. Hans Steinhart hat Landwirtschaft in München und Chemie in Zürich studiert. Seit 1984 ist er Direktor der Abteilung Lebensmittelchemie der Universität Hamburg und geschäftsführender Gesellschafter des Instituts für Qualitätssicherung im Lebensmittel-Einzelhandel.

Frage: Wir wollen uns mit Ihnen vorrangig, weil das einer Ihrer Forschungsschwerpunkte ist, über Qualitätsfragen beim Fleisch unterhalten. Ist es nicht so, daß keinesfalls nur die Verarbeitung über die Qualität entscheidet, sondern schon die Aufzucht des späteren Schlachttieres?

Qualität beginnt bei der Zucht

Steinhart: Das fängt sogar noch viel früher an, nämlich bei der Zucht. Denken Sie zurück an die Zeit kurz nach dem Krieg. In der damaligen Zeit allgemeinen Mangels bestand die allererste Priorität darin, die Bevölkerung satt zu machen. Satt wird man, wenn man viel Fett ißt. Damals war es also opportun, fettreiche Schlachtviehrassen zu züchten und zu vermarkten. Die Zeit des allgemeinen Mangels ging dann langsam in die Zeit des Wohlstands über, die Quantität war nicht mehr entscheidend, es entstand beim Verbraucher der Wunsch nach mehr Qualität – wobei die Definition von Qualität stets dem jeweiligen Zeitgeist unterworfen ist.

Verbraucherwünsche führten zu positiven...

Damals jedenfalls wollte der Verbraucher keine fetten Schweine mehr, gefragt waren plötzlich lange Fleischschweine. Folglich hat man das belgische Pietrain – dieses Schwein hat eine Rippe mehr als die damals üblichen Rassen – in die deutschen Landrassen hineingezüchtet. Dem Verbraucherwunsch schien damit optimal entsprochen: Man hatte weniger Fett, hatte mehr mageres Fleisch, hatte insgesamt längere Schweine mit einem größeren Anteil wertvoller Fleischpartien.

...und negativen Merkmalen

Allerdings hatte man nicht nur positive Merkmale hineingezüchtet, sondern auch negative, denn plötzlich tauchte das sog. PSE-Fleisch auf, dieses wäßrige, weiche und helle Fleisch, das sich beim Braten wölbt, dessen Saft herausläuft, das zusammenschrumpft (PSE steht für pale, soft and exudative = blaß, weich und wäßrig).

Kein Aroma ohne Fett

Heute ist man dabei, das PSE-Fleisch wieder herauszuzüchten, was auch gelingt. In der Schweiz gibt es schon gar kein PSE-Fleisch mehr, bei uns dauert das etwas länger, weil wir ein größeres und weitmaschiges Züchternetz haben. Jetzt haben wir zwar mageres Schweinefleisch ohne PSE, aber gleichzeitig haben wir ein neues Problem: Das neue Fleisch schmeckt nicht, hat kein Aroma, weil das Fett fehlt – und zwar nicht das Auflagenfett, also das Unterhautfettgewebe, sondern das intramuskuläre Fett.

Für die derzeitige Qualitätsanforderung »mager, ohne PSE, ohne Auflagenfett, aber mit intramuskulärem Fett als Geschmacksträger« gibt es bis heute noch keine Lösung. Bis neue Zucht- und Aufzuchtanforderungen Standard sind, dauert es halt immer zehn Jahre – zumindest beim Schwein; beim Rind ist diese Zeitspanne wegen der längeren Generationsfolge noch größer.

Zehn lange Jahre

Frage: Wenn wir die Verbraucherforderungen richtig interpretieren, dann ist heute ein möglichst natürliches Schwein gefragt.

Natürliche Schweine

Steinhart: Was ist denn ein natürliches Schwein? Ist es fett? Hat es viel Oberflächenfett oder viel Muskelfett? Oder ist es mager? Seit der Mensch Haustierzucht betreibt, züchtet er an den Schweinen herum. Aus dieser Sicht gibt es das natürliche Schwein gar nicht. Und wenn es so naturbelassen wie möglich sein soll, welches Datum darf es denn bitte sein, das Schwein von 1800, von 1900 oder von 1950? Welches dieser verschiedenen Schweine ist für den Verbraucher ein natürliches Schwein?

Frage: Vielleicht ist es das Wildschwein, das sich der Verbraucher wünscht?

Das Wildschwein ist keine Alternative

Steinhart: Wenn wir uns auf das Wildschwein beschränken, müssen wir wissen, daß es nur noch einmal pro Jahr Schweinefleisch geben wird, denn mehr Wildschweine in ihrer natürlichen Lebensweise können wir in unserer dichtbevölkerten Region gar nicht halten. Das kann es also auch nicht sein, was der Verbraucher will. Und wenn wir vom domestizierten Schwein reden, also vom Hausschwein, unserem heutigen Hochleistungsschwein, dann muß man einfach wissen, daß man es nicht so einfach aus dem Stall herausnehmen und auf die Weide schicken kann.

Keine Überlebenschance auf der Weide

Dort würde es verhungern oder sämtliche Infektionen bekommen, denn das gesamte Immunsystem und auch das Verhalten ist auf das domestizierte Tier hin selektiert worden – und zwar nicht erst in den letzten 20 Jahren, sondern im Verlaufe der zurückliegenden 500 bis 600 Jahre. Aus dieser Sicht ist der Ansatz »zurück zur Natur« also falsch.

Tiergerechte Haltung

Was nicht falsch ist, ist eine tiergerechte Haltung, die wir zum Teil nicht mehr haben. Hier muß sich etwas ändern, nur muß der Verbraucher wissen, was das für ihn bedeutet – nämlich höhere Preise. Denn die vom Verbraucher diktierten niedrigen Preise zwingen den Bauern dazu, so viel Profit wie möglich aus seinem Stall oder aus seinem Land herauszuholen.

Frage: Weiß der Bauer denn überhaupt, was der Verbraucher will?

Mangelhafte Kommunikation

Steinhart: In meinem Verständnis ist es ein zentrales Problem des Fleischmarktes, daß es hier keine vertikale Kommunikation und Kontrolle gibt. Wir haben den Züchter, den Bauern, den Viehhändler, den Schlachter, den Laden und dann schließlich den Verbraucher – das sind also fünf oder sechs an diesem Markt beteiligte Gruppen, die nie miteinander reden. Und so wird die Qualität des Fleisches auf der Kommunikationsebene Bauer/Viehhändler ganz anders eingeschätzt als auf der Ebene Laden/Verbraucher.

Der Fleischmarkt steckt im Dilemma

Wir haben zwar verschiedene Handelsklassen, aber erstens sind sie nie mit dem Verbraucher abgestimmt worden, und zweitens sind Handelsklassen höchstens bis zum Schlachthof von praktischer Relevanz. Was dort mit dem Tier geschieht und wie das Fleisch nach der Schlachtung behandelt wird, ist jedoch von ganz erheblicher Auswirkung auf die Fleischqualität. Jetzt ist der Verbraucher mündig, will mitreden – und der Fleischmarkt steckt in einem Dilemma.

Frage: Kann denn der Verbraucher überhaupt beurteilen, ob das von ihm gekaufte Fleisch der Handelsklasse entspricht, für die er zahlt?

Keine Kontrollmöglichkeit

Steinhart: Nein, das kann er nicht, das ist ja das Problem. Die Euro-Klassifizierung läßt sich am Anfang der Kette noch recht gut überprüfen, man kann die Rückenspeckdicke messen und die Farbe beurteilen. Ist das Schnitzel jedoch erst einmal im Laden, gibt es keine Möglichkeit mehr, nachzuvollziehen, von welchem Schwein aus welchem Stall es stammt.

Frage: Ist es dann der Masse der Verbraucher zu verdenken, daß sie das billigste Angebot wahrnimmt, wenn die Qualität – und höhere Qualität heißt gleichzeitig höherer Preis – ohnehin nicht zu überprüfen ist?

Der üble Punkt

Steinhart: Das ist dem Verbraucher nicht zu verübeln, das ist einer der Knackpunkte beim Fleisch.

Frage: Hat die fleischverarbeitende Industrie bessere Möglichkeiten, sich davor zu schützen, drittklassige Ware zum erstklassigen Preis zu kaufen?

Steinhart: Die Fleischeinkäufer der verarbeitenden Industrie oder des Handels kaufen ganze Schlachtkörper, die besser zu beurteilen sind als einzelne Fleischstücke. Aber die Vorgeschichte und die genaue Herkunft der Tiere kennen auch diese Einkäufer nicht. Hier Abhilfe zu schaffen, ist jetzt in der Diskussion.

Die Industrie hat bessere Chancen

Die Einführung des sog. Markenfleisches soll dazu führen, den Weg des Fleisches vom Erzeuger bis zum Verbraucher transparent und nachvollziehbar zu machen. Aber – ich habe es schon einmal gesagt – Markenfleisch wird teurer als das Fleisch sein, das wir heute kaufen. Ich habe so meine Zweifel, ob der Verbraucher das akzeptieren wird.

Markenfleisch als Ausweg

Frage: Wir haben bisher nur über Schweine gesprochen, die zusammen mit Rindern und Wild Lieferanten des sog. roten Fleisches sind. Daneben gibt es noch den Markt des weißen Fleisches, des Geflügels. Hier wird mengenmäßig wesentlich mehr produziert, so daß es noch schwieriger sein dürfte, auf diesem Sektor Qualitätskriterien zu etablieren und im Markt durchzusetzen.

Weißes Fleisch liegt im Trend

Steinhart: Weißes Fleisch liegt beim Verbraucher derzeit im Trend, wofür es zwei Gründe gibt. Der eine ist ein gesundheitlicher Aspekt, denn weißes Fleisch hat weniger Fett. Ein Hähnchen beispielsweise hat zwar Unterhautfettgewebe, das man wegschneiden kann, aber kein Fett im Muskelfleisch. Daher können Sie dieses Fleisch auch nur dann essen, wenn es gewürzt ist, weil es sonst nach nichts schmeckt. Um überhaupt Aromaträger ins Fleisch hineinzubekommen, braucht man mindestens 2,5 Prozent Fettanteil im Muskelfleisch – und die hat das Hähnchenfleisch nicht.

Der Preis weist die Wege

Der zweite Aspekt der Beliebtheit des Geflügelfleisches ist der Preis. Der niedrige Hähnchenpreis ist für andere Tierarten nicht machbar. Aber die Massenhaltung in Käfigen – Voraussetzung für den niedrigen Preis – ist ein Riesenproblem. Hier bahnen sich jedoch Verbesserungen an, die sich allerdings auch wieder im Preis niederschlagen müssen.

Frage: Woran liegt es, daß Geflügel fast ausschließlich tiefgefroren auf den Markt kommt?

Steinhart: Das liegt an der Struktur der Schlachtbetriebe. Geflügelschlachtereien, in denen stündlich tausende von Hähnchen geschlachtet werden, gibt es nur an wenigen Orten, meist in der Nähe großer Mastbetriebe. Es wird also marktfern geschlachtet, so daß man aus hygienischen Gründen die frischgeschlachtete Ware nicht überall hin transportieren kann.

Tieffrieren aus hygienischen Gründen

Anders beim roten Fleisch. Hier wird zum einen wesentlich marktnäher geschlachtet, außerdem braucht beispielsweise das Rindfleisch einen Reifungsprozeß, bevor es genießbar wird. Ein Hähnchen hat eine Totenstarre von nur wenigen Stunden, danach kann man es sofort essen oder gefrieren und vermarkten. Anders beim Rind, hier braucht man eigentlich einen Reifungsprozeß von drei Wochen, während dessen das Fleisch ohne erheblichen Qualitätsverlust nicht gefroren werden darf.

Marktnähe und Fleischreifung

Anders als bei Hähnchen verhält es sich bei Puten. Zumindest bei uns versucht man, sie frisch auf den Markt zu bringen – entweder als ganze Schlachtkörper oder mehrheitlich als Teilstücke. Das ist eine Philosophie der Erzeuger und Vermarkter, die klare Unterschiede zu

Puten als Sonderfall

den Import-Puten aus Israel und aus Osteuropa anstreben, die wegen der langen Transportwege ausschließlich gefroren angeboten werden können.

Frage: Beim Hähnchen dauert die Totenstarre nur wenige Stunden, während Rindfleisch lange reifen muß, damit die Qualität stimmt. Wie ist es diesbezüglich bei Schweinen?

Schweinefleisch muß nicht reifen

Steinhart: Auch beim Schwein ist die Totenstarre nur sehr kurz, eine Reifung des Fleisches ist hier nicht erforderlich. Warum das so ist, entzieht sich noch unserer Kenntnis. Warum jedoch Rindfleisch eine Reifungszeit braucht, weiß man inzwischen. Es geht um die Zähigkeit. In der Totenstarre verkrampfen sich die Muskeln; diese Verkrampfung muß sich erst lösen, bis dann bestimmte Abbauvorgänge einsetzen, denen später die Verwesung folgt.

Ein Qualitätskriterium

In manchen Ländern – bei uns beispielsweise beim Wild – ist das Stadium des beginnenden Proteinabbaus geradezu ein Qualitätskriterium, weil dann das Fleisch am zartesten ist.

Frage: Eine praktische Frage: Wenn man Rindfleisch eine Woche nach der Schlachtung einfriert, wieder auftaut, um es zwei Wochen nachreifen zu lassen und es dann erneut einfriert, hat man dann qualitativ dasselbe Fleisch, als wäre es regulär drei Wochen abgehangen?

Die Tücken des Einfrierens

Steinhart: Nein, denn das Einfrieren hat auch seine Tücken. Wenn Sie eingefrorenes Fleisch auftauen und dann wieder einfrieren, zerstören Sie damit die Zellen. Dann erhalten Sie das, was Sie nicht wollen, nämlich PSE-ähnliches Fleisch. Es bilden sich Eiskristalle, welche die Zellmembranen durchstechen, so daß bei der Zubereitung das Zellinnere ausläuft. Ist tiefgefrorenes Fleisch einmal aufgetaut, sollte es so schnell wie möglich verbraucht oder durch Erhitzung verarbeitet werden – allein schon wegen der mikrobiellen Belastung.

Kein Fleisch ohne Mikroorganismen

Es gibt kein Fleisch ohne Mikroorganismen; sie können sich zwar während der Gefrierzeit nicht vermehren, aber sie werden nicht abgetötet, vielmehr kommt der Vermehrungsprozeß nach dem Auftauen erst so richtig in Gang. Wird aufgetautes Fleisch erneut eingefroren, erhöht sich das Risiko des mikrobiellen Verderbs enorm.

Frage: Wie erklären sich die zahlenmäßig alarmierend zunehmenden Fälle von Salmonellose?

Keine rohen Eier essen

Steinhart: Salmonellen finden sich überwiegend in Geflügelprodukten und in Eiern. Eier sollte man heute nicht mehr roh oder in ungekochten bzw. ungebratenen Gerichten essen. Die Salmonellenübertragung bei Hühnchen resultiert teilweise aus dem Schlachtvorgang, der am Fließband in einem Wasserbad stattfindet. Hat eines der Tiere Salmonellen, werden Tausende kontaminiert, ehe eine mikrobielle Untersuchung des Wassers zum Austausch des Wasserbades der Schlachtstraße führt. Eine Neugestaltung des Schlachtvorganges scheint mir dringend geboten zu sein.

Frage: Fleisch ganz allgemein ist in die Diskussion gekommen. Warum?

Argumente mit veralteten Zahlen

Steinhart: Einmal aus gesundheitlichen Gründen, zum anderen unter einem Energieaspekt. Im Fleisch, das sagen die Ernährungswissenschaftler, sind zu viel gesättigte Fettsäuren und zu viel Cholesterin, die letzten Endes – und das ist wohl unbestritten – zu atherosklerotischen Veränderungen führen. Allerdings arbeiten die Ernährungswissenschaftler mit Tabellen, in denen der Fettgehalt des Fleisches höher beziffert ist, als dies der heutigen Realität entspricht. Das liegt zum einen daran, daß die in den Tabellen aufgelisteten Zahlen alt sind und aus Zeiten stammen, wo unser Schlachtvieh noch viel fetter war als heute. Zum anderen hat man damals für die Ermittlung des Fettgehaltes von Fleisch einen Mittelwert des gesamten Schlachtkörpers genommen, also auch das Oberflächenfett mitgerechnet.

Statt versteckter Fette...

Dieses Fett jedoch wird heute nicht mehr als Fleisch oder zusammen mit dem Fleisch verkauft, so daß der Vorwurf des zu hohen Fettgehalts unseres Fleisches zumindest für Bratenfleisch unzutreffend ist. Ein nicht unerhebliches Problem dagegen spielt das Fett sicher auch heute noch in Fleischwaren, also in der Wurst, in der das vom Fleisch abgeschnittene Oberflächenfett verarbeitet wird.

...Fettreduktion und Fettmodifikation

Es gibt Wurstsorten, die bis zu 50 Prozent und mehr Fett enthalten, ohne daß der Verbraucher es weiß, weil es bis heute leider noch keine Deklarationspflicht gibt. Das ist auch der Grund, warum sich fettreduzierte und fettmodifizierte Produkte bei kritischen Verbrauchern so großer Beliebtheit erfreuen.

Möglich, aber verboten...

Frage: Gibt es nicht auch die Möglichkeit, den Fettgehalt in Wurstwaren zu reduzieren, z. B. durch den Einsatz von pflanzlichen Proteinen?

Steinhart: Diese Möglichkeit gibt es durchaus, aber das ist bei uns ausdrücklich verboten. In der Fleischverordnung ist beispielsweise der Einsatz von Soja expressis verbis untersagt. Das ist ein ganz klares Anti-Soja-Gesetz zum Nachteil des Verbrauchers, das die Agrar-Lobby und auch die traditionellen Metzger durchgesetzt haben.

...aus wirtschaftlichen Gründen

In Frankreich und England beispielsweise gilt ein solches Verbot nicht, das ausschließlich wirtschaftlich zu begründen ist. Bei unseren Nachbarn dürfen bis zu 5 Prozent pflanzliche Proteine zugesetzt werden, wodurch sich 20 bis 30 Prozent Fett einsparen lassen, ohne daß Geschmack oder Schnittfestigkeit oder andere Qualitätsmerkmale darunter leiden.

Frage: Nun ist Fett aber ein wertvoller und auch teurer Energielieferant. Ihn einfach wegzuwerfen, kann ja auch nicht sinnvoll sein?

Ein wertvoller Energielieferant

Steinhart: Felle und Knochen fallen ja auch an, ohne daß sie zur Ernährung des Menschen beitragen. Sie werden bei uns zu Gelatine verarbeitet, einem hochwertigen pharmazeutischen Produkt. Warum, wenn man sich nur darum bemüht, sollte es für einen so wertvollen Energielieferanten wie tierisches Fett nicht auch eine andere Verwendung geben als die menschliche Ernährung?

Frage: Unbestritten ist ja aber wohl, daß Fleisch einen hohen Anteil an gesättigten Fettsäuren enthält, die keine rühmliche Rolle bei der Entstehung atherosklerotischer Veränderungen spielen?

Maisfütterung als Alternative

Steinhart: Das ist de facto so, muß aber nicht sein. Verfüttert man Mais, kann man auf diese Weise Schweinefleisch mit einem relativ hohen Anteil an mehrfach ungesättigten Fettsäuren erzeugen, die bei der Atherosklerose als Schutzfaktor gelten. Die Maisfütterung aber macht Fleisch und Fett gelb, außerdem wird das Fett weich. Daß solches Fleisch vom Verbraucher nicht akzeptiert wird, müßte doch durch entsprechende Aufklärung zu ändern sein, wenn denn die mehrfach ungesättigten Fettsäuren so wichtig für uns sind.

Frage: Was sagen Sie als Fleischexperte zu dem Vorwurf, wir würden zuviel Fleisch und Wurstwaren essen?

Ein Gewinn für die Gesundheit

Steinhart: Ich glaube schon, daß wir unseren Fleisch- und Fleischwarenkonsum reduzieren sollten und könnten, ohne dadurch Lebensqualität einzubüßen. Wenn unsere Bauern weniger produzieren würden, dafür aber höhere Qualität – wenn wir eine Diversifizierung des Marktes erreichen könnten, die dem Verbraucher mehr Auswahlmöglichkeiten bietet, dann würde das auch eine Preisdifferenzierung ermöglichen. Wenn der Verbraucher bereit ist, denselben Geldbetrag wie bisher für Fleisch und Fleischwaren auszugeben, dafür jedoch weniger Quantität, sondern mehr Qualität bekäme, dann wäre das System ökonomisch ausgewogen, es wäre ein Gewinn für unsere Gesundheit und wohl auch ein Beitrag zum Umweltschutz und zum Tierschutz. Ein solcher Konsens, denke ich, sollte erzielbar sein.

Ökonomisch ausgewogen

Frage: Zurück in die Gegenwart. Für den Verbraucher ist die Zartheit des Fleisches ein entscheidendes Qualitätsmerkmal. Ist der für die Zartheit verantwortliche natürliche Reifungsprozeß von außen zu beeinflussen?

Steinhart: Es gibt sog. Tenderizer, Zartmacher. Ein Beispiel dafür sind eiweißabbauende Enzyme, sind Pepsin oder Trypsin oder andere Bakterien-Proteasen, die ins Fleisch gespritzt werden können. Sie zerlegen große Eiweißmoleküle in mehrere kleinere, bauen also das Eiweiß teilweise ab, woraus ein höherer Grad an Zartheit resultiert. Bei uns sind Tenderizer verboten und ich denke, das ist gut so, obwohl es keine gesundheitlichen Bedenken gibt...

Zartmacher gibt es bei uns nicht

Frage: ...gestatten Sie bitte eine Zwischenfrage. Solche Zartmacher kann man für den Hausgebrauch im Laden kaufen. Wie lautet hier Ihre Empfehlung?
Steinhart: Ich würde sie nicht kaufen.

Frage: Wir hatten Sie unterbrochen. Was passiert bei der natürlichen Reifung mit dem Fleisch?
Steinhart: Die natürliche Reifung bewirkt auch nichts anderes als eine solche Strukturveränderung durch noch vorhandene native Enzyme. Diese Strukturveränderung können Sie übrigens auch mit dem richtig dosierten Klopfen des Fleisches erreichen.

Enzyme verändern die Strukturen

Eine andere Frage ist es, ob man die Zartheit des Fleisches nicht durch die Behandlung beeinflussen kann, also durch natürliche Vorgänge. Das ist beim Rindfleisch etwa der Reifungsprozeß, der bei uns aus Gründen der Lagerkapazität auf eine Woche verkürzt wird, obgleich drei Wochen optimal wären.

Das Geheimnis der argentinischen Steaks

Argentinisches Rindfleisch ist wegen seiner Zartheit beim Verbraucher besonders beliebt. Für diese Zartheit werden viele Stories bemüht, das Geheimnis aber ist schlicht und einfach die Tatsache, daß der Transport genau drei Wochen dauert, so daß das Fleisch exakt zum richtigen Zeitpunkt auf den Markt kommt, während deutsches Rindfleisch schon zwei Wochen vor Abschluß des Reifungsprozesses vermarktet wird.

Frage: Kann ich Rindfleisch im heimischen Kühlschrank weiter reifen lassen?

Fleischreifung zu Hause geht nicht

Steinhart: Nein, denn dazu braucht man eine gleichbleibende Temperatur, zum anderen muß der gesamte Schlachtkörper im Stück reifen. Bewahren Sie Rindfleisch mehr als ein paar Tage im Kühlschrank auf, wächst das Risiko der Verfärbung und Geruchsentwicklung aufgrund mikrobiellen Verderbs. Fleisch ist neben Milch der beste Nährboden für alle möglichen Mikroorganismen.

Frage: Wenn wir richtig informiert sind, läuft an Ihrem Institut ein relativ neues Forschungsvorhaben zur Ermittlung der Zähigkeit bzw. Zartheit. Worum handelt es sich dabei?

Steinhart: Wir müssen unterscheiden zwischen einer temporären und einer permanenten Zähigkeit des Fleisches, genauer gesagt des Rindfleisches. Die temporäre Zähigkeit verschwindet durch physiologischen enzymatischen Abbau in dem drei Wochen post mortem dauernden Reifungsprozeß. Die permanente Zähigkeit resultiert aus einem im Fleisch gewachsenen Netzwerk sog. Kollagen-Crosslings, die weder enzymatisch abgebaut noch durch thermische Einflüsse völlig zerstört werden können. Diese Crosslings sind abhängig von der Rasse, vom Geschlecht, vor allem aber vom Alter des geschlachteten Rindes.

Zäh auf Dauer durch Crosslings

Wir sind dabei, eine Methode zu entwickeln, diese Crosslings nachzuweisen, und zwar aus Fleischproben, deren Entnahme den Verkaufswert des Fleisches nicht beeinträchtigt. Unser Ziel ist es, den Metzger

In Zukunft einfache und bessere Qualitätskontrollen

bzw. den Handel durch Verfeinerung und Vereinfachung unserer derzeitigen Labormethoden in die Lage zu versetzen, diesen Crossling-Nachweis selbst vorzunehmen, so daß er am einzelnen Fleischstück eine einfache Qualitätsprüfung mit hoher Aussagekraft bezüglich der permanenten Zähigkeit vornehmen kann, ohne die Biographie des Schlachttieres kennen zu müssen. Bis es soweit ist, wird allerdings noch Zeit vergehen, denn wir stehen noch ganz am Anfang unserer Forschungen, sind jedoch aufgrund der ersten Ergebnisse und Erfahrungen sehr optimistisch.

Frage: Hat die Schlachtung Einfluß auf die Fleischqualität?

Auch das Schlachten hat Einfluß auf die Qualität

Steinhart: Über die Risiken bei der derzeit üblichen Schlachtmethode für Hähnchen haben wir ja schon gesprochen. Über Rinder weiß man diesbezüglich noch recht wenig. Aber wenn Schweine mitkriegen, daß sie geschlachtet werden sollen, wenn sie sehen, wie ein paar Schritte vor ihnen die Kollegen tot umfallen, dann geraten sie in Panik. Dabei erleiden sie entweder einen tödlichen Herzinfarkt oder sie schütten so viel Adrenalin aus, das ihren Stoffwechsel derart auf Touren bringt, daß der Zitronensäurezyklus und die Atmungskette nicht mehr mitkommen. Das führt zur Entstehung von Milchsäure, die den pH-Wert absenkt, woraus teilweise Zerstörungen der Zellmembranen resultieren. Diese Leckage der Zellen führt – wir haben ja schon darüber gesprochen – zu qualitativ minderwertigem PSE-Fleisch.

Panik vermeiden

Wir müssen also verhindern, daß sich die Schweine kurz vor der eigentlichen Schlachtung aufregen, was durch recht einfache Maßnahmen möglich ist, über die zu reden uns hier leider die Zeit fehlt.

Frage: Wir sprechen die ganze Zeit über Qualitätsbeeinflussungen im Vorfeld des Verbrauchers. Ist es nicht so, daß auch der Verbraucher selbst noch erheblichen Einfluß auf die Fleischqualität nimmt?

Fehler in der Küche

Steinhart: Ganz erheblichen Einfluß sogar. Über die Gefahr mikrobieller Überladung aufgrund falscher Lagerung haben wir schon gesprochen. Bei der Zubereitung in der Küche kann natürlich auch noch sehr viel passieren. Da kann beispielsweise das beste Stück Fleisch totgekocht werden, indem wichtige Nährstoffe durch zu lange oder zu intensive Wärmebehandlung herausgewaschen oder herausgebrannt werden. Wenn beim Grillen bestimmte Temperaturen erreicht werden und Fleischsaft auf die Grillkohle tropft, entstehen polyaromatische Kohlenwasserstoffe, die als Kondensat am Grillgut haften bleiben. Diese Stoffe sind im Tierversuch krebserzeugend.

Frage: Wie ist die Empfehlung, Pökelwaren wie etwa Kassler nicht zu grillen, begründet?

Gepökeltes nicht grillen

Steinhart: Durch Abtropfen von salzhaltiger Flüssigkeit auf die heiße Holzkohle besteht die Gefahr der Bildung polychlorierter Kohlenwasserstoffe, zu denen auch die Dioxine gehören. Außerdem ist die Bildung von Nitrosaminen nicht auszuschließen.

Frage: Zum Schluß noch ein die Öffentlichkeit bewegendes Thema. Kalbfleisch ist ins Gerede geraten...

Hier läuft die falsche Diskussion

Steinhart: ...wobei hier eigentlich eine falsche Diskussion läuft. Die unerlaubten Hormonbehandlungen bei einigen wenigen Mästern sind Vergangenheit und in der Öffentlichkeit auf allzu starkes Interesse gestoßen, wobei ich die Methoden dieser Mäster keinesfalls verteidigen möchte.

Rotes statt weißes Kalbfleisch

Im Zusammenhang mit Kalbfleisch liegt mir etwas völlig anderes am Herzen. Kalbfleisch ist für den Verbraucher ja nur dann Kalbfleisch, wenn es weiß ist. Dieses helle Fleisch kommt jedoch nur von anämischen Tieren, weswegen die Kälber auch in diesen grausamen Boxen gehalten und gemästet werden. Bezüglich Geschmack und Zartheit besteht überhaupt kein Unterschied zwischen weißem und rotem Kalbfleisch. Sobald sich der Pansen entwickelt, wird das Fleisch rot. Um das zu vermeiden, bekommen die Tiere bis zur Schlachtung kein Stroh und kein Heu, sondern nur eisenarmen Milchaustauscher. Für diese alles andere als tiergerechte Haltung ist der Verbraucher verantwortlich, der eben nur weißes Kalbfleisch akzeptiert. Ich will nicht ganz so hart sein: Vielleicht ist auch nur die mangelnde Aufklärung des Verbrauchers daran schuld, daß er Fleisch verlangt, wie es im Grunde nur von kranken und nicht tiergerecht gehaltenen Kälbern stammen kann.

Helmut F. Erbersdobler

Zusatzstoffe sollten nicht pauschal diffamiert werden

Helmut F. Erbersdobler, Kiel

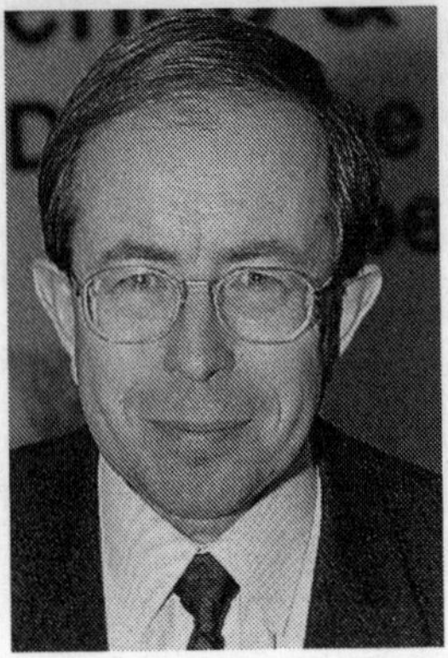

Professor Dr. Helmut F. Erbersdobler hat in München und Berlin Veterinärmedizin studiert und sich in München für Physiologie, physiologische Chemie und Ernährungsphysiologie habilitiert. Seit 1980 ist er Lehrstuhlinhaber und Direktor des Instituts für Humanernährung und Lebensmittelkunde der Christian-Albrechts-Universität zu Kiel.

Frage: Wenn man in Verbraucherkreisen das Thema Zusatzstoffe in Lebensmitteln anspricht, dann hört man sehr schnell, daß früher alles natürlicher und damit besser war und unsere heutigen Lebensmittel weitestgehend Chemieprodukte sind...

Erbersdobler: ...eine solche Argumentation verkennt die unbestreitbare Tatsache, daß es erst heute mit den Erkenntnissen von Wissenschaft und Technik möglich ist, sichere Lebensmittel mit weiter Verbreitung und langer Haltbarkeit zu produzieren. Und dabei helfen auch die Zusatzstoffe mit.

Heute: besser, sicherer, länger haltbar

Frage: Sind Gleichungen »Chemie = künstlich = schlecht« und »Natur = gut« überhaupt statthaft?

Erbersdobler: Das ganze Leben besteht aus chemischen Abläufen, die negative Besetzung des Begriffs Chemie ist Unsinn. Viele naturbelassene, also rohe Lebensmittel enthalten abträgliche, ja teilweise sogar toxische Verbindungen, so daß sie erst nach der Be- und Verarbeitung für den Verzehr geeignet sind. Denken Sie nur an die Kartoffel, an Hülsenfrüchte, an Speisepilze usw. Vor diesem Hintergrund muß man die Verwendung von Lebensmittel-

Leben ist Chemie

Natürlich, aber giftig

Gelierzucker und Backpulver

Zusatzstoffen – von denen übrigens viele auch Naturprodukte sind – ganz nüchtern betrachten. Zusatzstoffe werden übrigens auch in der Küche benötigt, z. B. Backpulver, das den Kuchen locker werden läßt, oder Gelierzucker, der Konfitüre eine feste Konsistenz gibt und haltbar macht.

Definition von Zusatzstoffen

Frage: Wie ist der Begriff Zusatzstoff definiert?
Erbersdobler: Zusatzstoffe sind dazu bestimmt, Lebensmitteln zur Beeinflussung ihrer Beschaffenheit oder zur Erzielung bestimmter Eigenschaften zugesetzt zu werden. Früher wurden sie Fremdstoffe genannt, da sie zumeist nicht wegen ihres Nähr-, Geruchs- oder Geschmackswertes oder als Genußmittel verwendet werden und damals überwiegend nicht natürlicher Herkunft waren.

Frage: In vielen Lebensmitteln findet sich als deklarierter Zusatzstoff Ascorbinsäure. Ascorbinsäure ist aber nichts anderes als Vitamin C und damit ein natürlicher Inhaltsstoff vieler Lebensmittel. Wie paßt das mit der von Ihnen gegebenen Definition zusammen?
Erbersdobler: Dies gilt beispiels-

weise für einige Vitamine, für Aminosäuren (Eiweißbausteine) sowie Mineralstoffe und Spurenelemente, die den Zusatzstoffen gleichgestellt sind. Auch das Lecithin, ein Fett mit hervorragenden Eigenschaften als Emulgator (zur Fettverteilung im Lebensmittel) gehört dazu, obwohl es die Hausfrau täglich nutzt, indem sie den lecithinreichen Eidotter bei der Herstellung von Soßen oder Rührkuchen verwendet. Diese Zuordnung ist in vielen Teilbereichen sinnvoll, da auch manche dieser natürlichen oder naturidentischen Zusatzstoffe bei falscher Handhabung und Dosierung unverträglich, ja toxisch werden können (z. B. Vitamin D).

Natürliche und naturidentische Stoffe

Zusatzstoffe dürfen nur nach amtlicher Zulassung, die im wesentlichen sogar weltweit abgestimmt ist, verwendet werden. Unabdingbare Voraussetzung für eine Zulassung sind der Nachweis der gesundheitlichen Unbedenklichkeit und der Nachweis der technologischen Notwendigkeit. Fehlt eine dieser beiden Voraussetzungen, wird eine Zulassung nicht erteilt.

Voraussetzungen für die Zulassung

Frage: Bleibt – selbst bei noch so strengen Zulassungsbedingungen – eventuell ein Restrisiko bestehen?

Restrisiken?

Sehr selten Allergien

Erbersdobler: Ein »Restrisiko« ist im Leben nie auszuschließen und auch nicht in der Ernährung. Ein schwer zu kalkulierendes Restrisiko sind die allergischen und pseudoallergischen Reaktionen, weil man diese nicht in Tierversuchen überprüfen kann. Die Zusatzstoffe rangieren in der Häufigkeit, Allergien und Pseudoallergien auszulösen, weit hinter den ganz normalen Lebensmitteln wie Fisch, Milch u.a. Trotzdem will man neue Allergiepotentiale vermeiden.

Benzoesäure und Tartrazin

Bekannt als allergieauslösend ist z. B. der auch natürlich in Preiselbeeren vorkommenden Konservierungsstoff Benzoesäure und der synthetische Farbstoff Tartrazin, der aber praktisch nicht mehr eingesetzt wird.

Eine genetische Disposition haben nur wenige

Wie für jede andere Allergie gilt auch bei Allergien auf Lebensmittel oder Zusatzstoffe, daß hiervon nur ein bestimmter Personenkreis aufgrund einer genetischen Disposition betroffen ist. Die betroffenen Allergiker wissen in aller Regel um ihr Problem und pflegen ihre Nahrung daher mit besonderer Sorgfalt und unter Berücksichtigung der Zutaten-Auflistung zusammenzustellen, in der bei verpackten Lebensmitteln u.a. besonders alle verwendeten Zusatzstoffe aufgeführt sein müssen. Ein gewisses Problem ist noch das Schwefeldioxid, das allergieverstärkend wirken kann, aber nicht in allen Fällen deklariert werden muß (z. B. in Wein).

Frage: Wie ist es bei dem von Ihnen beschriebenen hohen Sicherheitsstandard zu erklären, daß dennoch ab und an ursprünglich zugelassene Zusatzstoffe verboten werden? Warum wird eine Gefahr für die menschliche Gesundheit nicht schon vor der Zulassung erkannt, sondern erst danach, wenn möglicherweise schon so manches Kind in den Brunnen gefallen ist?

Schwierige Ursachensuche

Erbersdobler: Allergien bei Lebensmitteln treten relativ selten auf und im Gegensatz zur Pollenallergie ist es hier ungleich schwieriger, die eigentliche Ursache zu finden. Dazu kommt noch, daß eine Allergie nicht a priori vorhanden ist, sondern nur die Anlage dazu. Die Allergie entwickelt sich erst nach längerem Kontakt mit dem allergieauslösenden Stoff.

Der Fall Propionsäure

Ein anderes Beispiel ist das verbotene Konservierungsmittel Propionsäure. Dabei handelt es sich um einen natürlichen Inhaltsstoff verschiedener Lebensmittel; um einen

Stoff, der auch im menschlichen Organismus selbst gebildet wird. Man hat jedoch inzwischen festgestellt, daß Propionsäure in einem bestimmten Teil des Rattenmagens – im sog. Vormagen – Veränderungen hervorrufen kann, die auf Krebs hinweisen könnten. Die dafür erforderlichen Dosierungen waren allerdings um ein Vielfaches höher als in der Praxis der Lebensmittelkonservierung; die Übertragbarkeit dieser Befunde auf den Menschen ist außerdem keinesfalls sicher, denn der Mensch besitzt keinen solchen »Vormagen«.

Nicht lax, sondern streng

Daß Propionsäure dennoch verboten wurde, beleuchtet meiner Ansicht nach nicht etwa laxe, sondern im Gegenteil sehr strenge Sicherheitsvorschriften. Hier wurde ein Stoff einzig und allein aufgrund eines Verdachts auf Krebs aus dem Verkehr gezogen gemäß der sehr strengen sog. Delaney-Klausel aus den USA.

GRAS-Liste

Erst wenn eindeutig nachgewiesen wird, daß der Stoff wirklich unschädlich ist, darf er wieder in die GRAS-Liste (General Recognized As Safe = allgemein als sicher anerkannt) aufgenommen werden. Solch ein Fall trat in den USA beim Saccharin ein, das sich ja in einer über 100 Jahre langen Praxis bewährt hat.

Frage: Vielleicht sollte man jetzt die verschiedenen Zusatzstoffe einzeln durchgehen.

Erbersdobler: Hier möchte ich mich vorübergehend persönlich ausklinken, da ich kein Lebensmittelrechtler und auch kein Lebensmitteltechnologe bin und daher für die Fragen im Detail nicht zuständig. Zur Frage der Klassifizierung, des Einsatzgebietes und der Bedeutung der Zusatzstoffe hat der Bund für Lebensmittelrecht und Lebensmittelkunde e.V. in Bonn eine Broschüre herausgegeben, mit der ich in den meisten Punkten übereinstimme. Den Inhalt dieser Broschüre möchte ich hier nicht nachplappern, sondern sinngemäß und etwas erweitert zitieren.

Informationsquelle

Frage: Warum werden Farbstoffe eingesetzt?

Antwort: Sie werden in erster Linie zugesetzt, um in bestimmten Fällen verarbeitungsbedingte Farbverluste (Ausbleichen) auszugleichen. Die Färbung mit zugelassenen Farbstoffen ist in der Bundesrepublik praktisch auf Lebensmittel beschränkt, die nicht zu den Grundnahrungsmitteln gehören.

Farbstoffe nicht für Grundnahrungsmittel

Frage: Handelt es sich bei den Farbstoffen um natürliche oder um synthetische Stoffe?

Natürlich...

Antwort: Es gibt Farbstoffe natürlichen Ursprungs wie etwa das Betanin aus den Roten Beten oder das Chlorophyll, das überwiegend aus Spinat gewonnen wird. Andere Farbstoffe sind naturidentisch, d. h. sie kommen auch in der Natur vor, sind jedoch völlig identisch chemisch »nachgebaut« worden wie etwa viele Carotinoide. Wieder andere sind rein synthetisch und ausschließlich Ergebnisse chemischer Forschung. Ihr Vorteil: Sie sind im Gegensatz zu den natürlichen Farbstoffen wärme- und lichtstabil. Folglich haben sie ihr Einsatzgebiet in erster Linie bei Produkten mit jahrelanger Haltbarkeit, die nicht oder schlecht vor Licht und Wärme geschützt sind, also etwa bei einigen Süßwaren in Klarsichtverpackungen oder bei Likören in durchsichtigen Flaschen.

...natur-identisch...

...rein synthetisch für jahrelange Haltbarkeit

Frage: Warum werden Konservierungsstoffe zugesetzt?

Schutz vor Verderb

Antwort: Zahlreiche Lebensmittel lassen sich durch physikalische Methoden wie Wärme- oder Kältebehandlung haltbar machen. Doch nicht für alle Lebensmittel läßt sich so der erwünschte Schutz vor Verderb durch Bakterien, Hefe- oder Schimmelpilze erreichen. In solchen Fällen werden Konservierungsstoffe zugesetzt, um das Wachstum von Mikroorganismen zu hemmen und damit die Haltbarkeit und die Sicherheit des Lebensmittels zu verlängern. Das Konservieren dient damit auch dem vorbeugenden Gesundheitsschutz, denn Mikroorganismen können den Menschen direkt oder indirekt, z. B. durch Produktion hochgiftiger »Toxine«, schädigen.

Frage: Wird Nitritpökelsalz nicht quasi unter dem Deckmantel der erforderlichen Konservierung zur Umrötung von Wurstwaren eingesetzt? Ist das nicht ein Mißbrauch?

Zwei Fliegen mit einer Klappe

Antwort: Man müßte hier die Gegenfrage stellen, ob es unerlaubt sei, »zwei Fliegen mit einer Klappe« zu schlagen. Nitritpökelsalz dient tatsächlich der Konservierung. Es verhindert in Fleischerzeugnissen das Wachstum von Mikroorganismen, u.a. des gefährlichen Clostridium botulinum, welcher das für den Menschen tödliche Botulismusgift erzeugt.

Für die Anwendung von Nitritpökelsalz gelten besonders strenge

Strenge Vorschriften für das Pökeln

Vorschriften. Das Risiko einer Nitrosaminbildung und die damit verbundene Gesundheitsgefährdung ist in Anbetracht anderer Möglichkeiten der Entstehung von Nitrosaminen gering. Es wird jedoch aus diesem Grunde empfohlen, gepökelte Ware nicht zu hoch zu erhitzen, also beispielsweise nicht zu grillen.

Frage: Würde nur beste Rohware verarbeitet und würden die Bearbeitungsprozesse unter absolut hygienischen Bedingungen erfolgen, brauchte man dann überhaupt Konservierungsstoffe? Warum beispielsweise ist ein bestimmter Laib Brot frei von Konservierungsstoffen, während das gleiche Brot als abgepacktes Schnittbrot Konservierungsstoffe enthält?

Schnittbrot mit Konservierungsstoffen...

Antwort: Während des Schneidens kann das Messer einer herkömmlichen Schneidemaschine mit Keimen aus der Umgebung in Berührung kommen und so die Brotschnitten kontaminieren. Deswegen enthielt bis vor einiger Zeit praktisch alles Schnittbrot Konservierungsstoffe.

...oder pasteurisiert

Einerseits wird heute schon mehr als die Hälfte der gesamten Brotproduktion als Schnittware verkauft, andererseits fährt der Verbraucher geradezu auf Ware ab, die den Aufdruck »ohne Konservierungsstoffe« trägt. Um im Wettbewerb des Marktes gut abzuschneiden, konservieren die Firmen ihr Schnittbrot, indem sie es durch nachträgliches Pasteurisieren haltbar machen, oder sie investieren in sehr teure Maschinen zum sog. Steril-Schneiden.

Frage: Klang da eben ein leichter Zweifel an der Sterilität dieser Maschinen durch?

Schnittbrot ist gefährdeter

Antwort: Bei diesen Maschinen ist das Kontaminationsrisiko weitgehend reduziert. Die Chance, daß dennoch Mikroorganismen übertragen werden und das Brot frühzeitig schimmelt, ist trotzdem noch zwei- bis viermal höher als bei ungeschnittenem Brot. Dieses Risiko – verbunden mit Reklamationen und einem gewissen Image-Verlust – nehmen die Firmen auf sich.

Frage: Müßte dann nicht auch bei dem vom Bäcker frisch geschnittenen und scheibenweise verkauften Brot das Risiko des vorzeitigen Verderbs bestehen?

Schneller Verzehr

Antwort: Grundsätzlich ja, aber dieses Brot dient zum schnellen Verzehr innerhalb weniger Tage. Das Problem besteht theoretisch zwar, taucht aber in der Praxis nicht auf.

Frage: Was sind Antioxidationsmittel und warum werden sie eingesetzt?

Vitamine schützen vor Verderb

Antwort: Antioxidationsmittel sind Stoffe, die das Ranzigwerden von Fetten und die Zerstörung luftempfindlicher Vitamine und Aromastoffe verhindern. Die wichtigsten Zusatzstoffe dieser Klasse sind Tocopherole und Ascorbinsäure, besser bekannt als die beiden Vitamine E und C.

Frage: Was würde passieren, wenn man die Antioxidationsmittel weglassen würde?

Verbrauchergewohnheiten als Hemmnis

Antwort: Die der Konservierung dienenden Zusatzstoffe sind die Kehrseite der Medaille, die da Haltbarkeit heißt. Wenn alle Verbraucher bereit wären, ihren Lebensmittelbedarf frisch einzukaufen und zuzubereiten, könnte man auf diese Stoffe weitgehend verzichten. Aber das ist angesichts unserer Ansprüche und Konsumgewohnheiten eine Illusion. Unter diesen Umständen würde man Unmengen hochwertiger Lebensmittel verschwenden, indem man sie einem frühzeitigen Verderb preisgibt. Man sollte auch daran denken, daß die Antioxidanzien nicht nur das Lebensmittel haltbar machen, sondern auch den menschlichen Körper vor den sehr aggressiven Oxidationsprodukten schützen.

Frage: In der Vergangenheit sind die Süßstoffe ins Gerede gekommen. Warum?

Süßstoff-Probleme sind behoben

Erbersdobler: Ins Zwielicht gerieten das Saccharin und das Cyclamat. Beim Cyclamat hat man in den USA nach sehr hoher Dosierung an Versuchstieren Blasenkrebs nachgewiesen. Auch beim Saccharin hat man bei Versuchstieren Schäden in der Blasenschleimhaut gefunden. Hier lagen die Probleme in der Tatsache, daß früher in den Vereinigten Staaten ein relativ unreines Produkt hergestellt worden war. Das ist behoben und inzwischen ist Saccharin in den USA wieder zugelassen. Beim Cyclamat entsprach – wie man heute weiß – die Anordnung dieser Tierversuche nicht den Regeln der Kunst. Soweit man hört, ist Cyclamat in den USA wieder auf dem Wege der Zulassung. Bei uns darf es nur in begrenztem Umfang eingesetzt werden, da beim Abbau ein unerwünschtes Stoffwechselprodukt entsteht, das aber nicht krebserregend ist. Neben diesen beiden gibt es inzwischen eine Reihe von Süßstoffen, die als unbedenklich gelten – beispielsweise Aspartam und Acesulfam.

Frage: Haben wir jetzt alle einzelnen Klassen von Zusatzstoffen abgehandelt?

Wachse und Harze als Überzug

Antwort: Nein, noch nicht. Überzugsmittel schützen stückige Lebensmittel – etwa Käsesorten wie Edamer oder auch Zitrusfrüchte – gegen Qualitätsverlust und Verderb. Es sind Wachse und Harze, die warm auf die Oberfläche aufgetragen werden und beim Erkalten einen festen, elastischen Oberflächenfilm bilden.

Für weichen oder festen Teig

Mit Mehlbehandlungsmitteln verändert man die Backeigenschaften besonders von Weizenmehlen. In Betracht kommen Ascorbinsäure (Vitamin C), um den Teig fester zu machen, sowie die Eiweißbausteine Cystin, Cystein und Cysteinhydrochlorid, um den Teig etwas weicher zu machen.

Geschmacksverstärker

Geschmacksverstärker steigern die Geschmackswirkung anderer Stoffe, während sie selbst keine oder nur geringe Geschmacksempfindungen auslösen. Bekannt ist vor

allem das Glutamat, ein Eiweißbaustein, der Brühen, Suppen und Soßen zugesetzt wird.
Modifizierte Stärken dienen als Verdickungsmittel oder als Stabilisator. Es sind Getreide- oder Kartoffelstärken, die durch geringfügige Veränderungen in der Struktur bestimmten Verwendungszwecken angepaßt wurden. Sie werden beispielsweise zur Bindung von Suppen und Soßen eingesetzt.

Verdicken oder stabilisieren

Frage: Ist die Liste jetzt komplett?
Antwort: Nein, immer noch nicht. Zu den Zusatzstoffen gehören auch Trennmittel. Das sind Stoffe, die ein Lebensmittel rieselfähig machen und Klumpenbildung verhindern. Typische Anwendungsgebiete sind z. B. Speisesalz und Gummibärchen in der Tüte. Es handelt sich dabei hauptsächlich um mineralische Verbindungen wie Magnesiumoxid oder Kieselsäurepräparate bzw. verschiedene Wachse.

Trennmittel verhindern Klumpen

Schmelzsalze ermöglichen bei der Herstellung von Schmelzkäse eine gleichmäßige Fließfähigkeit ohne Absonderung einzelner Milchbestandteile wie Fett und Molke. Es handelt sich dabei im wesentlichen um verschiedene Phosphate.

Salze für Schmelzkäse

Gebremster Schaum

Schaumverhüter verhindern bei der Lebensmittelherstellung eine störende Schaumbildung. Hausfrauen kennen dieses Problem beim Einkochen von Konfitüre: Dort erreicht man mit wenigen Tropfen Öl im Topf, was Schaumverhüter in der industriellen Großfertigung bewirken.

Backpulver

Backtriebmittel werden im Haushalt gewöhnlich als Backpulver bezeichnet: Sie geben langsam Kohlensäure frei, die den Teig hochtreibt und ihn auf diese Weise locker macht.

Genußsäuren dienen der Haltbarkeit

Säuerungsmittel bzw. Säureregulatoren sind sog. Genußsäuren wie Milch-, Essig- und Zitronensäure; sie bewirken in erster Linie einen sauren Geschmack bzw. regeln den Säuregrad. Sie tragen außerdem zur Haltbarkeit bei, weil sie als Säuren das Wachstum von Mikroorganismen hemmen. Ihr Einsatzgebiet sind Erfrischungsgetränke, Süßwaren und Fischkonserven.

Lecithin-Emulgatoren für die Margarine

Jetzt kommen wir aber wirklich zur letzten Klasse der Zusatzstoffe, in der Emulgatoren, Gelier- und Verdickungsmittel sowie Stabilisatoren zusammengefaßt sind. Diese Zusatzstoffe tragen zur Stabilität der Beschaffenheit eines Lebensmittels bei. Emulgatoren machen es möglich, daß zwei normalerweise nicht mischbare Flüssigkeiten – z. B. Wasser und Öl – untereinander eine Emulsion bilden. Ein typisches Beispiel ist Margarine. Hier werden Öle, Fette und Wasser unter Zuhilfenahme von Lecithin gemischt. Gelier- und Verdickungsmittel werden sowohl im Haushalt als auch in der gewerblichen Lebensmittelherstellung benutzt; denken Sie beispielsweise an Konfitüre, Pudding oder Soßen.

Frage: Wieviel einzelne Zusatzstoffe sind es, die in diese Klassen eingeteilt werden?

Zehn Prozent spielen eine Rolle

Antwort: Bei uns in Deutschland sind rund 330 Zusatzstoffe zugelassen, die bestimmten ernährungsphysiologischen Zwecken dienen. Die meisten davon sind nur für beschränkte Zwecke, manche nur für Einzelanwendungen zugelassen. Allenfalls 30 bis 50 Zusatzstoffe haben im Vergleich zu den restlichen mengenmäßig überhaupt eine Bedeutung.

Frage: Damit ist die Besprechung der Zusatzstoffe im einzelnen abgeschlossen. Sind nach Ihrer Ansicht zu einzelnen Punkten noch Kommentare oder kritische Anmerkungen zu machen? Werden Lebensmittel nicht auch gefärbt, um bestimmten Verbrauchererwartungen zu entsprechen?

Färben, weil die Augen mitessen

Erbersdobler: In vielen Fällen erfolgt die Färbung, um bestimmten Verbrauchererwartungen zu entsprechen. Unsere Augen essen und genießen nun einmal mit. Oft verbindet man mit bestimmten Farben auch eine bestimmte geschmackliche Vorstellung. Wir haben unter kontrollierten Bedingungen einmal einen Sensorik-Test an Diätprodukten mit verschiedenem Fruchtgeschmack durchgeführt, die unter einem speziellen Licht alle gleich fahl aussahen. Dabei haben elf von zwölf Testpersonen den jeweiligen Geschmack nicht erkannt, sondern nur das Fruchtige. In anderen Untersuchungen haben Testpersonen Pistazieneis gegessen, das mit Rote-Bete-Saft auf den Farbeindruck von Himbeereis umgefärbt worden war. Niemand hat gemerkt, daß es Pistazieneis war, manche haben es sogar als Himbeereis gegessen.

Schwieriges Zuordnen

Frage: Heißt das, alle Eissorten wären ungefärbt kaum voneinander zu unterscheiden?

Erbersdobler: Nicht ganz, aber die Zuordnung wäre viel schwieriger.

Frage: Sehen Sie Bedenken in der Anwendung von Farbstoffen?

Natürliche Farbstoffe auf dem Vormarsch

Erbersdobler: Die synthetischen Farbstoffe werden m.E. in Zukunft mehr und mehr zugunsten der natürlichen Farben an Bedeutung verlieren. Die Frage der allergenen bzw. pseudoallergenen Wirkung wird bei einigen der synthetischen »Azofarbstoffe« weiter diskutiert werden. Dies wird zur Rücknahme des einen oder anderen Farbstoffs führen. Im Bereich der Süßigkeiten, wo gerade künstliche Farbstoffe gern eingesetzt werden, sollte man sich etwas strengeren Beschränkungen unterziehen. Dies gilt um so mehr, als die bunt glänzenden Produkte auch sonst nicht gerade zu den ernährungsphysiologisch besonders empfohlenen Lebensmitteln zählen und Kinder diesen Angeboten relativ unkritisch gegenüberstehen.

Frage: Welche Probleme sehen Sie bei den Konservierungsstoffen oder beim Nitritpökelsalz?

Etwas weniger Salz wäre gut

Erbersdobler: Beim Thema Nitritpökelsalz würde ich mir unabhängig von der Nitrat-Nitrit-Problematik wünschen, daß manche gepökelten Produkte weniger Kochsalz enthielten. Gewisse Pökelwaren, die hinsichtlich einer Botulinus-Vergiftung weniger problematisch sein dürften, da der Botulinum-Keim nur bei Abwesenheit von Luftsauerstoff überlebt, müßte man gegebenenfalls nicht pökeln oder man könnte sie etwas schwächer pökeln. Die sog. weiße Ware (Weißwurst, Gelbwurst, Bratwürste, verschiedene Leberwurstarten) beweist dies. Diese Produkte sind ungepökelt und trotzdem nicht problematisch. Bei allen Produkten kann man aber nicht auf das Pökeln verzichten, sonst müßte man auf die großvolumigen Schinken und viele der wohlschmeckenden unerhitzten Produkte völlig verzichten.

Oberflächen von Früchten sparsamer behandeln

Bei den Konservierungsstoffen habe ich gewisse Vorbehalte gegen die für die Oberflächenbehandlung mancher Früchte verwendeten Verbindungen, die man m.E. etwas sparsamer einsetzen könnte, bei Früchten z. B., die keinen so langen Transportweg haben. Gewisse Vorbehalte habe ich auch – wie bereits erwähnt – gegen die schwefelige Säure. Ich gestehe aber, daß ich auf diesem Gebiet kein Fachmann bin.

Frage: Die gesundheitliche Unbedenklichkeit ist ja nur eines von mehreren Kriterien, die ein Zusatzstoff zu erfüllen hat. Wie steht es um die Notwendigkeit, um die Sinnhaftigkeit des Einsatzes künstlicher Süßstoffe?

Süßstoff kann sinnvoll sein

Erbersdobler: Wenn man den Kaffee mit Süßstoff statt mit Zucker süßt und dafür mehr Süßigkeiten ißt, dann macht Süßstoff sicher keinen Sinn. Aber mir ist es bestimmt lieber, wenn die Jugendlichen anstelle von Cola eine Literflasche Cola-light trinken, denn dann nehmen sie pro Tag ca. 400 Kilokalorien in Form von Zucker weniger auf. Ein Purist würde einwenden, die Kinder sollten lieber Mineralwasser trinken. Das ist eine theoretisch richtige Forderung, die allerdings die Tatsache verkennt, daß man in einer freien und pluralistischen Gesellschaft das Gruppenverhalten der jungen Generation nur begrenzt mit Empfehlungen verändern kann.

Das Verzehrsverhalten ist ausschlaggebend

Grundsätzlich sind ja die künstlichen Süßstoffe Substanzen mit Süßwirkung, die keinen – oder fast keinen – eigenen Nährwert haben. Sie werden folglich eingesetzt, wo man auf den Süßgeschmack nicht verzichten will, wohl aber auf den Zukker. Bekanntestes Einsatzgebiet sind die Diabetiker-Lebensmittel. Ob Süßstoffe in kalorienverminderten Lebensmitteln im Sinne einer Diätmaßnahme zur Gewichtsreduktion wirksam sind, liegt im wesentlichen am Verzehrsverhalten der Verbraucher. Zweifel daran werden in letzter Zeit vielfach geäußert. Im Rahmen einer ernährungsbewußten kalorienreduzierten Diät haben sie sicherlich einen sinnvollen Platz.

Frage: Wie sehen Sie die Zukunft der Süßstoffe?

Neue unbedenkliche Süßstoffe

Erbersdobler: Langfristig gesehen glaube ich, daß das Cyclamat an Bedeutung verlieren wird, ggf. auch das Saccharin, da die neuen Produkte gut einschlagen und weitere unbedenkliche Süßstoffe zur Verfügung stehen werden.

Frage: Wie beurteilen Sie die pauschale und zumeist negative Einstellung der Verbraucher gegenüber Zusatzstoffen?

Vorurteile gegen Zusatzstoffe

Erbersdobler: Zweifellos wäre eine offenere Einstellung gegenüber unproblematischen Zusatzstoffen wünschenswert. Aber leider ist der Verbraucher nicht in der Lage, zwischen den einzelnen Zusatzstoffen zu differenzieren und steht folglich allen Zusatzstoffen kritisch gegenüber. Die Lebensmittelwirtschaft tut leider wenig, hier Abhilfe zu schaffen, sie unternimmt gegenwärtig mehr für die Festigung bestehender Vorurteile als für eine vernünftige Aufklärung. Die Werbung mit Begriffen wie »frei von Bindemitteln« oder »ohne Konservierungsstoffe« macht dies deutlich.

Der bessere amerikanische Informationsweg

In den USA kann man auf Lebensmittelpackungen teilweise folgende Angaben lesen: »mit Zusatzstoff XY, um das Produkt frisch und wohlschmeckend zu halten, bis Sie es verzehren«. Dies halte ich für besser als die bei uns praktizierte Methode, bei der deklariert werden muß »mit dem Zusatzstoff E 401«. Niemand weiß, was sich hinter diesem abschreckend wirkenden Kürzel verbirgt.

Frage: Und was ist E 401?

Unkenntnis schürt die Angst

Erbersdobler: Das ist ein Zusatzstoff, der von der Europäischen Gemeinschaft die Ordnungsnummer 401 erhalten hat. E 401 bezeichnet also innerhalb der gesamten EG ein und denselben Stoff. Konkret handelt es sich um Natriumalginat, ein unverdauliches Kohlenhydrat (Polysaccharid) aus Meeresalgen, das als Verdickungsmittel eingesetzt wird. Im Müsli-Joghurt u.a. werden ähnliche Kohlenhydrate als Ballaststoffe hochgelobt, während das E 401 den Verbraucher in Angst und Schrecken versetzt. Ähnliches gilt meiner Meinung nach bei unproblematischen Konservierungsstoffen, die beispielsweise Salz und Zucker in ihrer Konservierungseigenschaft ersetzen können – und teilweise müssen, z. B. bei Diabetikern.

Frage: Kann man also pauschal sagen, daß die Behauptung, wir würden uns krank essen, falsch ist?

Problematisch ist das Zuviel...

Erbersdobler: Nein keineswegs. Die Zahl von knapp 400.000 Todesfällen durch Herz-Kreislaufversagen und die knapp 160.000 Krebs-Todesfälle pro Jahr allein in den alten Bundesländern hängen sicherlich zum Teil mit der Ernährung zusammen, wobei in beiden Fällen eine zu energie- und fettreiche Ernährung sowie eine zu geringe Aufnahme von frischem Obst und Gemüse sowie z.T. von ballaststoffreichem Brot für viele Probleme verantwortlich gemacht werden.

...weniger die Zusatzstoffe

Das hat aber wenig mit den Zusatzstoffen zu tun. Für bestimmte Krebsarten werden Schutzwirkungen einiger Nährstoffe (z. B. Beta-Carotin, das ja auch als Farbstoff genutzt wird) diskutiert. Den vielfach geschmähten Konservierungsstoffen werden im Zusammenhang mit Krebs sogar z.T. positive Wirkungen zugeschrieben, was durch die Wirksamkeit gegen z. B. Pilzwachstum und damit die Pilztoxin-Produktion zumindest teilweise plausibel erscheint.

Neue Methoden statt Konservierungsstoffe

Damit soll nicht definitiv ausgesagt werden, daß z. B. die Verwendung von Konservierungsstoffen auf unbegrenzte Zeit notwendig sein muß. Die Erfahrung der letzten Jahrzehnte hat gezeigt, daß nach langjährigem Einsatz von Konservierungsstoffen häufig Herstell- und Abfüllverfahren entwickelt werden können, die den Konservierungsstoff letztendlich entbehrlich machen – das erwähnte Schnittbrot ist hierfür ein gutes Beispiel.

Frage: Wir haben bisher fast ausschließlich über die Lebensmittel-Industrie gesprochen. Gibt es in Bezug auf die Gesundheit auch Gefahrenquellen in der heimischen Küche?

Fehler in der Küche vermeiden

Erbersdobler: Verbindungen, die als vermutlich sehr kritisch anzusehen sind, entstehen ganz überwiegend beim Braten von Fleisch. Hier wurde in den letzten Jahren gezeigt, daß bei Erhitzungstemperaturen von über 200 °C aus dem Zusammenwirken von Aminosäuren, Zwischensubstanzen und der fleischspezifischen Verbindung Creatinin sog. Drei-Ring-Verbindungen auftreten, die gesichert mutagen und vermutlich karzinogen sind. Die Revision und laufende Verbesserung der lebensmitteltechnischen Maßnahmen und der Ernährungsempfehlungen darf also auch in der Küche nicht haltmachen.

Alfred Montag

Ist die industrielle Reinigung von Speiseölen überflüssig?

Alfred Montag,
Hamburg

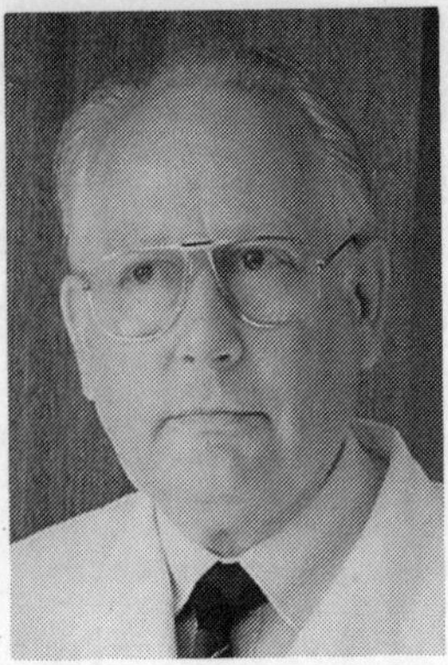

Professor Dr. Alfred Montag hat in Münster Lebensmittelchemie studiert, in Aachen promoviert und an verschiedenen Untersuchungsanstalten in Hagen, Münster und Hamburg gearbeitet, ehe er 1975 einen Ruf an den Lehrstuhl für Lebensmittelchemie der Universität Hamburg erhielt. Neben seiner Lehrtätigkeit ist er heute gleichzeitig Leiter der Chemischen und Lebensmitteluntersuchungsanstalt der Hansestadt.

Frage: Im Bereich der Schmierstoffe konkurrieren Mineralöle mit synthetischen Ölen, die angeblich besser und daher auch teurer sind. Gibt es eine solche Entwicklung auch auf dem Gebiet der Speiseöle und -fette?

»Kunst«-Fette?

Montag: Von winzigen Nischen abgesehen, gibt es hierfür keinen Bedarf und auch keine Tendenz, die in diese Richtung deutet. Die Welterzeugung an Speiseölen und Speisefetten reicht mengenmäßig zur Bedarfsdeckung völlig aus. Derzeit liegt die Weltproduktion der wichtigsten Öle und Fette in der Größenordnung von knapp 100 Millionen Tonnen pro Jahr. Die sichergestellte Bedarfsdeckung gilt auch für die überschaubare Zukunft unter Berücksichtigung des Bevölkerungszuwachses.

Weder Bedarf noch Tendenz

Anders als bei den Ressourcen fossiler Natur wachsen die Quellen im Bereich der tierischen und pflanzlichen Fette und Öle immer wieder nach. Im Sinne der Weltökonomie wäre es geradezu eine Sünde und eine Katastrophe, die weltweite Landwirtschaft ihrer Absatzmärkte zu berauben.

Die Quellen wachsen nach

Frage: Gibt es keine Ausnahmen?
Montag: Normalerweise wird Fett

Sonderfall: Gestörte Resorption

über die Leber abgebaut. Nun gibt es aber Menschen, bei denen die entsprechenden Resorptionsmechanismen gestört sind, so daß der metabolische Weg über die Pfortader läuft, wo jedoch nur kurzkettige Fettsäuren verwertet werden können. Für diese Patienten gewinnt man aus Kokosfett durch Verseifen und destillatives Trennen der dabei entstehenden freien Fettsäuren ein Gemisch aus kurzkettigen Fettsäuren, die mit Glycerin verestert werden, so daß genau die Triglyceride resultieren, die unter diesen besonderen Bedingungen gebraucht werden.

Frage: Bei den Speisefetten und -ölen bleiben uns also auf absehbare Zeit die natürlichen Quellen erhalten. Wie »natürlich« aber sind die Fette und Öle, die in der heimischen Küche und in der Lebensmittelindustrie eingesetzt werden?

Orientierung an Ziel und Zweck

Montag: Die Gewinnungsverfahren für Öle und Fette richten sich nach dem gesteckten Ziel: Ich will ein Öl oder Fett für die menschliche Ernährung herstellen und außerdem soll mein Öl oder Fett einen bestimmten Zweck erfüllen.

Zahlreiche Anforderungen

Ziel ist die Herstellung hochwertiger, qualitativ gleichbleibender, sensorisch akzeptabler Produkte, die für den jeweiligen Verwendungszweck (Brotaufstrich, Diät, warme Küche usw.) gut geeignet sind. Dabei orientiere ich mich an den derzeitigen Vorstellungen der Ernährungsphysiologen und werde vorrangig auf die Fettsäuren-Zusammensetzung achten, aber auch wertvolle Inhaltsstoffe wie Vitamine nicht außer acht lassen. Stehen bestimmte Gebrauchseigenschaften eines Fettes im Vordergrund, z. B. das Fritieren, werde ich meine Rohwaren entsprechend modifizieren, also verändern.

Frage: Gibt es hier einen Grenzbereich, in dem ernährungsphysiologische Aspekte mit Fragen der Gebrauchseigenschaften kollidieren?

Montag: Das ist durchaus denkbar, wobei es hier klare Prioritäten gibt. In dem Augenblick, wo die fettverarbeitende Industrie etwas produziert, das sich nach den Erkenntnissen der Ernährungslehre nachteilig auf die Gesundheit des Menschen auswirkt, treten die technischen Anforderungen in den Hintergrund. Die beiden unterschiedlichen Gesichtspunkte – hier Ernährungslehre, dort Technologie – haben unterschiedliche Grenzen und unterschiedliche Aufgaben, die sich auf Gewinnung und Behandlung des

Klare Prioritäten für die Gesundheit

Öls auswirken. Entscheidungskriterium für die chemisch-technische Behandlung von Ölen ist immer die ernährungsphysiologische Zuträglichkeit.

Frage: Wenn man dem Zeitgeist folgt, dann sollte man ganz eindeutig unraffinierte Öle bevorzugen, am besten kaltgepreßte, am allerbesten das sog. Virgin-Oil. Was sagen Sie als Fachmann dazu?

Grünes Virgin-Oil...

Montag: Dieser Ausdruck wird eigentlich nur bei Olivenöl verwendet, wobei wir es hier mit einem Fruchtfleischöl zu tun haben, dessen Ausbeute beim Pressen allein durch physikalischen Druck relativ hoch ist. Wird dieses Öl außer dem Preßvorgang keinem weiteren Bearbeitungsverfahren unterworfen, spricht man von Jungfernöl oder Virgin-Oil. Dieses Öl ist grün, weil darin noch das Chlorophyll der Oliven enthalten ist.

...zum sofortigen Gebrauch

Nun macht aber Olivenöl nur etwa drei Prozent der Welt-Öl- und -Fettproduktion aus, und das Jungfernöl nur einen sehr kleinen Anteil der Weltproduktion an Olivenöl, denn es ist eigentlich zum unmittelbaren Verzehr bestimmt. Dieses Öl ist nicht so haltbar, daß man es über größere Entfernungen transportieren und für längere Zeit lagern und anbieten soll. Wenn Olivenöl nicht wenigstens teilraffiniert ist, wird es relativ schnell ranzig und dann von den meisten Verbrauchern nicht mehr akzeptiert.

Frage: Wie kommt es, das Virgin-Oil so schnell ranzig wird?

Schnell ranzig durch freie Fettsäuren

Montag: In dem ungereinigten Öl sind Enzyme enthalten, die sog. Lipasen, die in der Lage sind, Triglyceride zu spalten und damit Fettsäuren freizusetzen. Je mehr freie Fettsäuren vorhanden sind, desto stärker wird der Geschmack beeinträchtigt.

Verminderung der Carotinoide

Bei den Fruchtfleischölen gibt es eine Parallele, das Palmöl – nicht zu verwechseln mit dem Palmkernöl, das ein Samenöl ist. Auch beim Palmöl, das man durch bloßes Pressen gewinnen kann, wird man um eine anschließende Reinigung – die Raffination – nicht herumkommen, allein schon, um die riesigen Mengen an enthaltenen Carotinoiden zu reduzieren, die empfindlich auf oxidative Einflüsse reagieren und eine starke Verfärbung bewirken.

Frage: Sind die Carotinoide, zu denen ja auch das als Provitamin A bezeichnete Beta-Carotin gehört, nicht hochwillkommene Stoffe?

Nur das Beta-Carotin ist willkommen

Montag: Da muß man differenzieren. Zunächst einmal sind die Carotinoide nur Farbstoffe und haben als solche keinen Vitamincharakter. Sie müssen erst gespalten werden, wobei eine Variante dieser Spaltprodukte, nämlich das Beta-Carotin, ein Provitamin ist, aus dem der menschliche und tierische Organismus Vitamin A gewinnen kann. Also sind nicht alle Carotinoide willkommen, sondern nur Substanzen aus dieser Gruppe, die als Provitamin A wirksam werden können.

Frage: Wie ist es generell unter einerseits Sicherheitsaspekten und andererseits ernährungsphysiologischen Gesichtspunkten um naturbelassene Öle bestellt?

Die Umweltsituation spricht für die Raffination

Montag: Unter Fachleuten besteht Einigkeit darüber, daß bei der gegenwärtigen Umweltsituation die wissenschaftlichen Daten eher für eine Raffination der Speiseöle sprechen. Von den in einigen Raffinationsstufen gebildeten kleinen Mengen an Veränderungsprodukten ist in kritischen Untersuchungen die völlige Unbedenklichkeit nachgewiesen worden. Auch die Verluste an essentiellen und akzessorischen Nährstoffen bei der Raffination sind mit weniger als zwei Prozent

bei der in Mitteleuropa herrschenden reichlichen Versorgungslage und dem mengenmäßig geringen Anteil der Speiseöle an der Gesamternährung zu vernachlässigen.
Hingegen besitzen kaltgepreßte, naturbelassene Speiseöle einen etwa drei- bis fünfmal höheren Gehalt an Schadstoffen aus der Umwelt als raffinierte Öle.
Das Fazit lautet also: Mit wissenschaftlichen Methoden läßt sich für kaltgepreßte Öle kein höherer ernährungsphysiologischer Wert nachweisen.

Naturbelassene Öle enthalten Schadstoffe

Frage: In welchem Maße trägt Sonnenblumenöl zur Weltölproduktion bei?
Montag: Zur Weltproduktion an Flüssigölen in der Größenordnung von 17 Prozent, bezogen auf die Weltproduktion der wichtigsten Öle und Fette sind es rund zehn Prozent. Hauptlieferant mit etwa doppelt so hohen Anteilen ist das Sojaöl, ebenfalls ein reines Samenöl.

Sojaöl ist Hauptlieferant

Frage: Können Sie anhand des Sonnenblumenöles erläutern, welche Verfahrensschritte es durchläuft, bis es bei mir in der Küche oder im Regal des Supermarktes landet?

Vom Kern zum Öl

Montag: Wenn man die Sonnenblumenkerne nur preßt, dann ist die Ausbeute so minimal, daß sich der Aufwand für das Ergebnis nicht lohnt. Also extrahiert man das Öl mit einem organischen Lösungsmittel, das später wieder abgedampft wird. Jetzt haben Sie ein rohes Öl, das in dieser Form noch nicht akzeptabel ist, da es z. B. schlecht schmeckende freie Fettsäuren enthält. Nun beginnt die Raffination – was auf Deutsch nichts anderes heißt als Reinigung. Diese Raffination erfolgt in mehreren Schritten und führt zu einem Öl, das weitgehend geruchlos, geschmacklos, leicht gelblich und klar wie Wasser oder Glycerin ist.

Frage: Noch einmal ganz zurück an den Anfang der Verarbeitung. Gehen bei der Extraktion von Sonnenblumenöl wertvolle Inhaltsstoffe verloren, die beim reinen Auspressen erhalten bleiben würden?

Keine Verluste bei der Extraktion

Montag: Nein, ganz im Gegenteil. Sie holen bei der Extraktion alles heraus, was an Inhaltsstoffen im Öl ist. Sie holen aber auch einige unerwünschte Stoffe heraus, die zu Fehlgeschmack und Mißfärbung führen. Das sind zwar auch natürliche Bestandteile, die aber mit dem, was wir unter ernährungsphysiologischen

Gesichtspunkten unter Öl verstehen, nichts zu tun haben...

Frage: ...die dann bei der anschließenden Raffination herausgereinigt werden. Was passiert bei der Raffination im einzelnen?

Montag: Die Raffination beginnt nach dem Abdampfen des organischen Lösungsmittels, mit dem das Öl extrahiert wurde. In einem ersten Schritt werden die kratzig schmekkenden freien Fettsäuren beseitigt, indem man sie im Vakuum abdestilliert oder neutralisiert und ausfällt.

Raffinieren beginnt mit Destillation

In einem zweiten Schritt wird das Öl durch Zugabe von Bleicherden – das sind Aluminiumsilikate – entfärbt. Diese Bleicherden wirken als Filter, wobei alle Verunreinigungen und fremdfarbenen Stoffe festgehalten werden, in geringem Maße auch erwünschte Stoffe wie Carotinoide und Tocopherole.

Bleicherde dient als Filter zur Ölreinigung

Was die Bleichung nicht leisten kann, ist die Beseitigung geruchs- und geschmacksaktiver Stoffe, so daß nach der Raffination noch die Desodorierung – eine Behandlung mit überhitztem Wasserdampf im Vakuum – vorgenommen werden muß, wobei alle flüchtigen Stoffe und das Wasser auf dem Wege der Destillation entfernt werden.

Wasserdampf entfernt störende Stoffe

Freie Fettsäuren verschlechtern den Geschmack

Frage: Warum werden die freien Fettsäuren entfernt?

Montag: Freie Fettsäuren sind unangenehm im Geschmack. In Butter beispielsweise ist Buttersäure gebunden, was wir als angenehmen Geschmack empfinden. In dem Maße, in dem Butter ranzig wird, wird immer mehr Buttersäure freigesetzt. Oder umgekehrt: In dem Maße, in dem freie Buttersäure entsteht, empfinden wir die Butter als ranzig. Oder im Kokosfett: Hier gibt es eine Fettsäure, die in freier Form einen stark seifigen Geschmack verursacht. Solche freien Fettsäuren müssen also aus Geschmacksgründen entfernt werden.

Bleichmittel werden herausgefiltert

Frage: Für die Bleichung werden Aluminiumsilikate als Bleicherden zugesetzt. Wie kommen die wieder raus aus dem Öl?

Montag: Sie werden in das Öl eingerührt und nachher über einen Filter wieder abgezogen. Die Bleicherden werden nicht im Öl gelöst, vielmehr binden sie die Stoffe an sich, die rausgereinigt werden sollen. Dasselbe trifft für die Bleichung mit Aktivkohle zu.

Frage: Der Hauptöllieferant ist die

Sojabohne. Wie hoch ist ihr Ölanteil?

Viel Eiweiß in Sojaöl

Montag: Sojabohnen enthalten etwa 20 Prozent Öl. Das ist zwar relativ wenig, aber dieses Öl enthält einen hohen Anteil an Proteinen, so daß die Sojabohne hauptsächlich wegen ihres Proteingehaltes als Futtermittel verwendet wird. Und dabei fallen, gleichsam als Nebenprodukt, große Mengen eines extrahierbaren Öles an, das nach der Raffination hervorragend den ernährungsphysiologischen Erfordernissen entspricht.

Frage: Sind die beschriebenen Prozesse auch mit tierischen Fetten möglich?

Tierische Fette nur thermisch behandeln

Montag: Bei den tierischen Fetten gibt es in unserem Lande ganz eindeutige Vorschriften, daß diese Fette nur durch Ausschmelzen, also durch thermische Behandlung aus den Schlachttierfetten gewonnen werden dürfen. Jede Raffination oder sonstige Behandlung ist generell verboten und ist nur unter besonderen strengen Auflagen in bestimmten Mengen für vorher genau festgelegte Verwendungszwecke erlaubt, so z. B. für Spezialmargarinen für das Backgewerbe.

Lockere Vorschriften

In unseren Nachbarstaaten ist das

nicht so streng geregelt, in Frankreich beispielsweise darf auch Schweineschmalz raffiniert werden. Es schmeckt dann neutraler, der uns typisch erscheinende Geschmack und Geruch von Schweineschmalz fehlt nach der Raffination. Ernährungsphysiologisch sind französisches und deutsches Schweineschmalz jedoch von gleicher Wertigkeit.

Frage: Warum sind soviele Prozesse, die bei pflanzlichen Lebensmitteln gestattet sind, bei tierischen Lebensmitteln verboten, warum beschränkt es sich hier im Kern auf die Behandlung mit Wärme?

Historische Gründe

Montag: Tierische Lebensmittel sind – insbesondere unter ungünstigen zivilisatorischen und klimatischen Bedingungen – leicht verderblich und führten in der Vergangenheit häufig zu Epidemien. Man hat daher bei uns schon früh alle möglichen Riegel vorgeschoben, um zu vermeiden, daß verdorbenes tierisches Fett zu Lebensmitteln verarbeitet und in Verkehr gebracht wird. Das hat also mehr historische Gründe, während es heute technisch machbar ist, aus ranzigem Fett durch Raffination ein neutrales und ernährungsphysiologisch wertvolles Fett zu machen.

Frage: Keine sehr angenehme Vorstellung!

Montag: Dieses ungute Gefühl beschleicht uns merkwürdigerweise nur bei Lebensmitteln tierischen Ursprungs. Betrachten wir dagegen als typisches Planzenfett einmal das Kokosfett. Wenn es im Rohzustand hier angelandet wird (das geschieht immer seltener, weil es in zunehmendem Maße schon in den Ursprungsländern verarbeitet wird), dann würden Sie es vielleicht sogar für verdorbene Ware halten, da es stark riecht und in diesem Zustand keineswegs zum Verzehr geeignet ist. Wenn Sie diese Rohware aber durch einen Raffinationsprozeß aufbereitet und das Fett angehärtet haben, dann ist es das Ihnen bekannte neutrale, weiße, geschmacksneutrale Fett, das Sie ohne Skrupel zum Braten verwenden können.

Ein merkwürdig ungutes Gefühl

Frage: Sie sprachen eingangs von technischen Erfordernissen, die dazu zwingen, Öle und Fette zu modifizieren. Um welche Erfordernisse und um welche Modifikationen handelt es sich hierbei?

Gute Gründe für die Modifizierung

Montag: Die Verbraucher und die moderne, hochentwickelte und zum Teil stark automatisierte fettverarbeitende Industrie, aber auch die Mittelbetriebe dieser Branche benötigen hochwertige, qualitativ gleichbleibende, auf den jeweiligen Verwendungszweck zugeschnittene Produkte, wie sie in der Regel von der Natur nicht zur Verfügung gestellt werden. Daher müssen aus den vorhandenen Rohstoffen durch die Anwendung geeigneter Behandlungsverfahren die erforderlichen Qualitäten gewonnen werden.

Drei Verfahren

Dafür stehen heute – geordnet nach der Tiefe des Eingriffs in die Struktur der Rohstoffe – drei Gruppen von Verfahren zur Verfügung: rein physikalische Verfahren, Verfahren ohne Änderungen an den Fettsäuren und Verfahren mit Veränderungen an der Fettsäure-Struktur.

Trennen und Mischen

Ziel der physikalischen Verfahren ist es, ein Öl bzw. Fett bei einer bestimmten Temperatur in die dann nebeneinander vorliegende feste und flüssige Phase – ähnlich wie beim Filtern von Kaffee – zu trennen. Diesen Vorgang bezeichnet man als Fraktionierung oder fraktionierte Kristallisation. Die Umkehrung dieses Trennungsverfahrens, das Mischen von Ölen, Fetten oder Fett-Fraktionen ist der älteste von Menschen angewendete Modifikationsvorgang überhaupt.

Flüssiges und festes Fett...

Frage: Um sicher zu sein, daß wir Sie richtig verstanden haben, dürfen wir noch einmal mit einfachen Worten wiederholen: Der Begriff Fett schließt zwar die Öle ein, Fette unterscheiden sich aber im Sprachgebrauch von Ölen dadurch, daß sie bei Zimmertemperatur fest sind. Auch Öle, die man abkühlt, werden bei niedrigen Temperaturen schließlich fest. Vorher sind aber feste und flüssige Anteile nebeneinander vorhanden und wir trennen also auf physikalischem Wege die flüssigen Anteile der Rohware von den festen. Ist das so richtig?

...sind Olein und Stearin

Montag: Ja, wir trennen mit mehr oder weniger großer Genauigkeit die feste Fraktion – das »Stearin« – vom flüssigen »Olein«, die sich durch unterschiedliches Schmelzverhalten voneinander unterscheiden. Die Trennung geschieht meist in einem Trockenprozeß, also ohne irgendwelche Zusätze, seltener durch Detergentien oder mittels Lösungsmittelfraktionierung.

Frage: Zu welchem Zweck werden dennoch andere Verfahren zur Modifikation der Fette bzw. Öle eingesetzt?

Umesterung

Montag: Die Eigenschaften eines Fettes werden sowohl durch die Art und Menge der enthaltenen Fettsäuren als auch durch deren Verteilung auf die verschiedenen Fettmoleküle, also die Triglyceride, bestimmt. Folglich hat eine Änderung dieser Fettsäuren-Aufteilung Auswirkungen auf das Schmelzverhalten eines Fettes, obwohl seine Brutto-Zusammensetzung unverändert bleibt. Solche Umlagerungen bezeichnet man als Umesterungen.

Frage: Welche praktischen Ziele werden damit verfolgt?

Es geht um die Konsistenz

Montag: Die wichtigste Zielsetzung ist die Gewinnung von Fetten mit bestimmten Kristallisations- und Schmelz-Eigenschaften, also mit einer bestimmten Konsistenz, wie sie für Margarinekompositionen, für Backfette und Backfett-Komponenten oder für Süßwarenfette gebraucht werden.

Frage: Also man bewirkt z. B., daß eine Margarine streichfähig aus dem Kühlschrank kommt, aber was schließlich geschieht bei den Modifikationen, die mit Änderungen der Fettsäuren einhergehen?

Montag: Hierher gehört die Hydrierung oder Härtung von Fetten, die im wesentlichen zwei Ziele verfolgt: die Anhebung des Schmelzpunktes und Veränderung der Konsistenz flüssiger und halbfester Öle sowie die Verbesserung der Oxidationsstabilität von Ölen und Fetten. Das geschieht durch Anlagerung von Wasserstoff an die Kohlenstoff-Doppelbindungen der Fette in Gegenwart geeigneter Katalysatoren.

Ziele für die Härtung

Frage: Also etwa so, wie es im Vormagen der Wiederkäuer geschieht?

Montag: Im Prinzip kann man das, was die Pansenbakterien bei der Kuh bewirken, damit vergleichen. Da einerseits mehr Öle als feste Fette produziert werden, andererseits in den meisten westlichen Ländern aber streichfähige und feste Fette bevorzugt werden, muß ein großer Teil der Öle durch Härtung in plastische oder feste Form gebracht werden.

Höherer Bedarf an festen Fetten

Ein Fett ist im allgemeinen umso fester, je höher der Anteil an gesättigten Fettsäuren ist. Um flüssige Fette in feste Fette umzuwandeln, werden daher bei der Härtung ungesättigte Fettsäuren in gesättigte Fettsäuren überführt. Technologisch läßt sich dieser Prozeß heute

Die meisten ungesättigten Fettsäuren verbleiben

recht genau steuern, so daß nur so viele Doppelbindungen hydriert werden, wie zu der gewünschten Konsistenzänderung des Fettes erforderlich ist. Der große Teil der ungesättigten Fettsäuren bleibt also meistens erhalten. Wollen Sie Einzelheiten dieser sehr komplexen Prozesse wissen?

Frage: Geben Sie uns lieber einen Eindruck davon, welchen praktischen Nutzwert die Härtung mit ihrem Eingriff in die Fettsäure-Struktur im Alltag der Hausfrau hat.

Streichfähige Margarine

Montag: Wenn Sie z. B. aus reinem Sonnenblumenöl und Magermilch sowie Wasser eine Sonnenblumen-Margarine machen wollen, dann werden Sie größte Schwierigkeiten haben. Diese Margarine ist bei Zimmertemperatur flüssig, weil sie praktisch keine festen Fettkristalle enthält. Wenn Sie jetzt einen Teil Ihres Sonnenblumenöls anhärten, werden Sie eine Ihren Vorstellungen von Margarine besser entsprechende Konsistenz erreichen.

Fritierfett vor Sauerstoff schützen

Ein anderes Problem haben Sie beim Sojaöl, wenn Sie es als Fritierfett verwenden wollen. Nehmen Sie das reine Öl, so ist es zur mehrmaligen Verwendung nicht geeignet. Es würde sehr schnell verderben, weil Sie gar nicht vermeiden können, daß Ihr Fett beim Fritieren kräftig mit Sauerstoff in Kontakt kommt und zusätzlich durch den Kontakt mit am Fritiergut haftendem Wasser ständigen oxidativen Einflüssen ausgesetzt ist. Also werden Sie Ihr Sojaöl für diesen Verwendungszweck zu einem festen Fett härten, um es haltbarer zu machen, und dabei in Kauf nehmen, daß die ursprünglich enthaltenen ernährungsphysiologisch wertvollen Fettsäuren teilweise zu gesättigten Fettsäuren hydriert werden. Vom Fritierfett erwarten Sie, daß es haltbar ist und die hohen thermischen Belastungen eine Zeitlang aushält; Sie erwarten nicht, daß dieses Fett einen wesentlichen Beitrag zu Ihrer gesunden Ernährung leistet, denn hierfür haben Sie im Fettbereich andere Quellen.

Frage: Es wird häufig empfohlen, kein Salatöl zum Braten zu verwenden. Was hat das für einen Grund?

Salatöl ist zum Braten nur zu schade

Montag: Für den Bratvorgang ist es völlig egal, welches Fett oder Öl Sie wählen. Im Grunde genommen ist ein Salatöl nur zu schade für eine starke Erhitzung, bei der ein Teil der wertvollen Bestandteile verloren geht, für die Sie ja bezahlt haben. Zum Braten kann man Öl oder Fett verwenden, das sich nicht mit besonderen Hinweisen auf Vitamingehalte oder die Herkunft aus einer ganz bestimmten Pflanze präsentiert.

Ein technologisches Kunststück

Wenn Sie die Wahl des Fettes aber nicht unter dem Aspekt der möglichen Vergeudung, sondern ausschließlich unter technischen Voraussetzungen treffen, dann dürfen Sie beispielsweise keine Halbfettmargarine zum Braten verwenden. Die hat nämlich einen hohen Wassergehalt, der Ihnen beim starken Erhitzen um die Ohren spritzen würde. Bei dieser Halbfettmargarine ist das technologische Kunststück gelungen, einen hohen Wasseranteil schnittfest zu machen und das Produkt gleichzeitig streichfähig zu halten, was z. B. durch Zusätze von Gelatine erreicht wird. Durch die Erhöhung des Wasserzusatzes ist diese Margarine – und da liegt ihr diätetischer Wert – kalorienreduziert.

Ein Reizwort

Frage: Auf dem Sektor der Speisefette und -öle scheinen die Transfette in letzter Zeit geradezu ein Reizwort geworden zu sein. Was versteht man unter Transfetten?

Montag: Die Transfettsäuren kommen auch in natürlichen und naturbelassenen Lebensmitteln - insbesondere im Milchfett - vor, spielen aber nur eine untergeordnete Rolle. Stellen wir uns das einmal räumlich vor: Ein Fettsäuremolekül hat irgendwo in der Mitte eine Doppelbindung. Da diese im Unterschied zur Einfachbindung starr ist, bestehen jetzt zwei Möglichkeiten: Entweder liegen die beiden Molekülhälften parallel nebeneinander - das wäre die sog. cis-Form - oder die beiden Molekülenden liegen sich wie Pole gegenüber - das ist die trans-Form, das Molekül verläuft in unveränderter Richtung von einem Ende über (lat. = trans) die Doppelbindung zum anderen Ende.

Transfettsäuren auch im Milchfett

Wenn ich ein Fett härte, weil ich seine Konsistenz fester gestalten will, entsteht ein gewisser Anteil von Transfettsäuren. Dies allerdings nur, solange ich nicht völlig durchhärte. Beim Durchhärten hebe ich alle Doppelbindungen auf und habe auch nur noch gesättigte Fettsäuren, auch die Transfettsäuren werden dadurch vollständig beseitigt. Von den Fettsäuren in trans-Form sagen einige Ernährungsphysiologen, daß sie schlechter verwertbar wären als die Fettsäuren in

Die Diskussion läuft noch

cis-Form. Hier befinden wir uns mitten in einer Diskussion, die sicher noch nicht an ihrem Ende angelangt ist. Der Schatten, der auf die Transfettsäuren gefallen ist, muß zum gegenwärtigen Zeitpunkt noch als hypothetischer Natur eingestuft werden.

Eine Lösung für das Hauptübel?

Frage: Die Mengenaufnahme an Transfettsäuren in unserer Ernährung ist ja auch mit drei bis vier Gramm pro Tag relativ unbedeutend. Die Ernährungswissenschaftler sehen demgegenüber bekanntlich die Haupternährungssünde in der Überernährung mit ihren Auswirkungen auf eine Vielzahl von Zivilisationskrankheiten. Angeprangert werden vor allem der insgesamt zu reichliche Fettverzehr und die falsche Zusammensetzung der Fette. Da Ernährungsgewohnheiten schwerer als alles andere umstellbar sind, erhebt sich die Frage, ob die Lebensmitteltechnologie zur Problemlösung beitragen kann.

Selbstdisziplin ist gefragt

Montag: Das ist ein schwieriges Gebiet. Unsere Lebensgewohnheiten haben sich geändert, wir verbrauchen heute viel weniger Energie durch Bewegung. Auf der anderen Seite ist das kalorische Angebot immer attraktiver geworden und beliebig verfügbar. Hier in beiden Richtungen die erforderliche Anpassung vorzunehmen, ist in erster Linie sicher eine Frage der Selbstdisziplin – aber leider verhält sich der Mensch nicht nur rational.

Auf dem Weg zu weniger Kalorien

Sicher kann die Lebensmitteltechnologie einen Beitrag leisten, indem sie Produkte anbietet, die hinsichtlich Aufmachung, Geschmack und Inhaltsstoffen attraktiv und zugleich kaloriensparend sind. Solche Produkte gibt es bereits in großer Zahl auf dem Markt – und sie werden von immer mehr Verbrauchern konsumiert. Ich denke, daß wir – und hier meine ich die Lebensmitteltechnologen und die Verbraucher – insgesamt auf dem Weg sind, uns weniger kalorienreich zu ernähren. Wir essen relativ viel Salate und Gemüse; vor allem bei den Saucen gibt es einen unverkennbaren Trend weg von den schweren Mayonnaisen hin zu den leichten Dressings, die kalorisch erheblich reduziert sind.

Leider viele taube Ohren

Ich finde es hochinteressant, daß Sie immer wieder nach ernährungsphysiologischen Gesichtspunkten fragen, während sich die Hauptsorge der meisten Verbraucher um Zusatzstoffe, Kontaminanten und Rückstände in Lebensmitteln dreht. In der Frage der kalorischen Ge-

Gefahrenpyramide auf den Kopf gestellt

wichtung der Lebensmittel haben die meisten leider taube Ohren. Was uns als Lebensmitteluntersuchern weniger Sorgen bereitet, nämlich Belastungen durch Rückstände und Zusatzstoffe in Lebensmitteln, steht im Mittelpunkt der Ängste des Verbrauchers. Er stellt die Gefahrenpyramide regelrecht auf den Kopf.

Frage: Einer Ihrer Forschungsschwerpunkte sind Nukleostoffe. Was versteht man darunter?

Nukleostoffe...

Montag: Dabei handelt es sich um die Bausteine von Riesenmolekülen, die Nukleinsäuren. Das sind Stoffe, die für das Zellwachstum von großer Bedeutung sind, die als RNA für die Eiweißsynthese und als DNA für den genetischen Transfer verantwortlich sind. Wenn die Bausteine solcher Nukleostoffe zur Klasse der Purine gehören, dann haben sie als Endabbaustufe die Harnsäure, die normalerweise ausgeschieden wird. Flutet sie allerdings nach zu reichlichem Fleischverzehr (insbesondere von Innereien) in zu großen Mengen an, kann sie nicht mehr komplett im Blut gelöst werden, fällt als Harnsäurekristall aus und lagert sich ab, vorzugsweise in den Fingergelenken – wir sprechen dann vom Krank-

...Purine

...Gicht

heitsbild der Gicht. Dieses Krankheitsbild tritt nur bei Überernährung auf, niemals in Mangelgebieten.

Frage: Der Mensch ist doch wohl als »Allesfresser« konzipiert. Wie ist es zu erklären, daß er bestimmte Lebensmittel meiden muß, weil sie Purine enthalten, die der Mensch nicht immer zufriedenstellend verstoffwechseln kann? Sind wir diesbezüglich ein evolutionärer Irrweg?

Wohlstand ermöglicht Zivilisationskrankheiten

Montag: Die Menschen haben sich vor 100 und mehr Jahren überwiegend pflanzlich ernährt. Die tierischen Lebensmittel spielen erst im Zuge des wachsenden Wohlstandes eine Rolle. Insofern finde ich es interessant und verständlich zugleich, daß alle sog. Zivilisationskrankheiten, beispielsweise alle Erkrankungen, die z. B. mit einem erhöhten Cholesterinspiegel einhergehen, immer da angesiedelt sind, wo zu viel tierische Fette gegessen werden – entweder direkt als Fette oder als Fleisch oder Fleischprodukte.

Olaf Adam

Das richtige Fett für jeden Zweck

Olaf Adam,
München

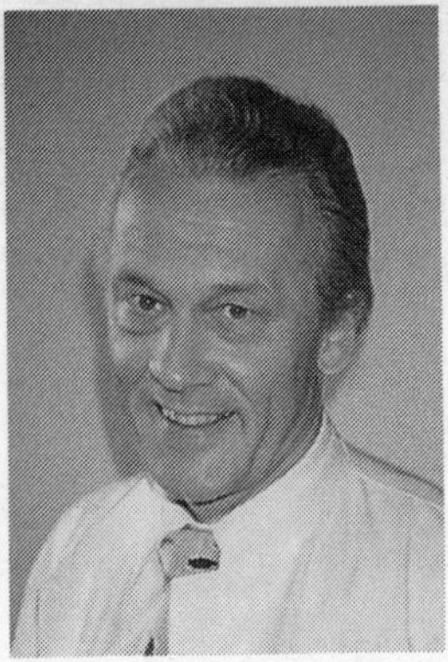

Prof. Dr. med. Olaf Adam hat in München und in Frankreich Medizin studiert. Früh begann er, sich für Ernährungsfragen, insbesondere über den Stoffwechsel der verschiedenen Fettsäuren, zu interessieren und versteht sich selbst als Nahtstelle zwischen Medizin und angewandter Ernährungswissenschaft.
Nach längeren Auslandsaufenthalten ist der Internist heute Oberarzt an der Orthopädischen Klinik der Universität München und Mitglied der Deutschen Gesellschaft für Fettwissenschaft.

Frage: Wir wissen zwar, daß Ihr Hauptinteresse gegenwärtig der Rheumaforschung gilt, lassen Sie uns aber die seltene Gelegenheit, einen Mediziner und Fettwissenschaftler in einer Person vor uns zu haben, dazu nutzen, zunächst einige allgemeine und alltagsrelevante Fragen rund ums Fett zu besprechen. Wie teilen wir die Nahrungsfette sinnvollerweise ein?

Lebenswichtige Fette

Adam: Nahrungsfette haben eine lebenswichtige Bedeutung für die Ernährung des Menschen. Sie dienen ihm zur Energiegewinnung und zum Transport fettlöslicher Vitamine, gleichzeitig sind Bestandteile der Fette am Aufbau von Körpersubstanzen beteiligt.

Für jedes Garen ein Fett nach Maß

Daneben haben die Nahrungsfette eine wichtige Funktion bei der täglichen Zubereitung von Lebensmitteln, wobei der Aufbau der Fettsäuren und deren Mischungsverhältnis entscheidend für die verschiedenen Eigenschaften der Fette sind. Aus diesem Grunde gibt es für jedes Garverfahren sozusagen ein maßgeschneidertes Fett, das sich besonders gut eignet.

Margarine und Butter...

Wir unterscheiden Emulsionsfette, feste Pflanzenfette und Pflanzenöle, wenn wir uns auf die wichtigsten konzentrieren. Die bekanntesten

Emulsionsfette sind Margarine und Butter, die aus Fetten und Wasser bestehen. Diese beiden Komponenten sind normalerweise nicht mischbar, aber mit Hilfe von Emulgatoren wird eine Feinverteilung ermöglicht und stabilisiert...

Frage: ...gestatten Sie bitte eine Zwischenfrage: Sind Emulgatoren künstliche Stoffe, die dem Fett und dem Wasser zugesetzt werden?

...enthalten natürliche Emulgatoren

Adam: Nein, es handelt sich bei den Emulgatoren um Lecithin und Mono- bzw. Diglyceride, die natürliche Bestandteile der Nahrungsfette sind. In der warmen Küche eignen sich die Emulsionsfette besonders zum Dünsten, Abschmelzen und Backen, aber auch zum Kurzbraten und Stocken z. B. von Bratkartoffeln und Eiern. Daneben kommen die Emulsionsfette als Brotaufstrich zum Einsatz.

Fettarmer Brotaufstrich...

Eine besondere Stellung nehmen die Halbfettmargarinen ein. Sie haben einen Fettanteil von nur 40 Prozent und werden besonders gern als Brotaufstrich verwendet. Zum Braten dagegen sind sie nicht geeignet, da sie durch ihren hohen Wasseranteil sehr stark spritzen, was beim Kochen und Backen keine Rolle spielt.

...nicht zum Braten

Frage: Als zweite Hauptgruppe nannten Sie die festen Pflanzenfette.
Adam: Man spricht auch von weißen Fetten oder 100prozentigen Fetten, weil sie – ebenso wie Pflanzenöle – kein Wasser enthalten. Sie sind besonders hitzestabil und eignen sich daher bestens zum Braten, Schmoren und Fritieren. Ihr Einsatzgebiet sind also alle Gartechniken, bei denen hohe Temperaturen für eine Bräunung und schnelle Krustenbildung erforderlich sind. Die festen Pflanzenfette bestehen in der Regel aus Palmkern- oder Kokosfett. Werden ihnen Pflanzenöle beigemischt, entstehen die geschmeidigen Soft-Fette.

Weiße Fette sind hitzestabil

Frage: Erfüllen die festen Pflanzenfette oder deren Soft-Varianten damit denselben Zweck wie beispielsweise Schmalz oder Talg?
Adam: Im Gegensatz zu den tierischen Fetten Schmalz und Talg sind feste Pflanzenfette geschmacksneutral, so daß sie den Eigengeschmack der mit ihnen zubereiteten Lebensmittel nicht überlagern, sondern erhalten und unterstreichen.

Neutral im Geschmack

Frage: Bleiben als letzte Gruppe die Pflanzenöle.

Sortenrein oder gemischt

Adam: Diese flüssigen Pflanzenfette werden entweder sortenrein oder als Öl-Mischungen angeboten. Ihr wesentlicher Unterschied zu allen tierischen Fetten besteht darin, daß sie wertvolle mehrfach ungesättigte Fettsäuren enthalten, die für den Menschen lebensnotwendig sind und der Atherosklerose entgegenwirken. Gleichzeitig sind die Pflanzenöle – ebenso wie die aus ihnen hergestellten Margarinen – die wichtigsten Vitamin-E-Quellen in unserer Ernährung.

Viel Vitamin E

Die flüssigen Pflanzenfette sind besonders gut für die Zubereitung von Salaten, Rohkost und kalten Saucen geeignet, sie sind aber auch zum Braten, Gratinieren und Grillen verwendbar.

Frage: Welche Vorteile bieten naturbelassene Öle?

Die wenig idealen Spuren der Natur

Adam: Dieses Thema wird immer wieder angesprochen, wobei häufig anklingt, daß naturbelassen mit hoher Qualität und mit gesund gleichzusetzen ist. Die naturbelassenen, also kaltgepreßten und nicht raffinierten Öle enthalten alles, was ursprünglich auf und in der Pflanze und ihren Früchten war, also manchmal auch Spuren von Pflanzenschutzmittelrückständen und

Umweltschadstoffen. Die kaltgepreßten Öle sind deshalb sicherlich nicht das, was man idealerweise zu sich nehmen sollte. Insgesamt aber ist sicher richtig, daß Pflanzenöle für unsere Ernährung besser sind als tierische Fette, weil die Pflanzenöle essentielle Nährstoffe enthalten.

Olivenöl ist eine Ausnahme

Dabei stellt das Olivenöl eine Ausnahme dar, denn es enthält im wesentlichen die einfach ungesättigte Ölsäure, die nicht zu den essentiellen Fettsäuren gezählt wird. Die Diskussion, ob das Olivenöl eine besondere Rolle spielen kann und beispielsweise auch einen Schutzfaktor für die Atherosklerose darstellt, ist noch nicht abgeschlossen.

Frage: Sind die essentiellen, also lebensnotwendigen Bausteine der pflanzlichen Öle nicht besonders gefährdet, durch Oxidation zerstört zu werden?

Natürlicher Schutz vor Oxidation

Adam: Die Natur hat es sehr gut eingerichtet und die pflanzlichen Öle mit großen Mengen Vitamin E angereichert, wobei dieses fettlösliche Vitamin ein hervorragender Oxidationsschutz ist. Zudem ist die Industrie, die uns Verbrauchern diese Öle und die aus ihnen hergestellten Produkte anbietet, in der Lage, sie mit soviel zusätzlichem

Vitamin E auszustatten, wie es eine Butter oder ein anderes tierisches Fett niemals enthalten kann.

Wertvoll und empfindlich

Frage: Halten wir also fest, daß besonders die flüssigen pflanzlichen Fette auf wünschenswerte Weise reich an essentiellen Bausteinen und schützendem Vitamin E, gleichzeitig aber auch leicht oxidierbar sind. Könnte während des industriellen Gewinnungs- und Reinigungsprozesses oder bei unsachgemäßer Anwendung in der Küche ein gesundheitliches Risiko entstehen? Bei unsachgemäßer Anwendung denke ich etwa an zu starkes Erhitzen oder zu häufiges Verwenden.

Gesundheitlich unbedenkliche Änderungen

Adam: Die üblichen Raffinations- oder Reinigungsverfahren für pflanzliche Speisefette und -öle, also die Entschleimung, die Beseitigung freier Fettsäuren und die Filtration durch Bleicherde (Bleichung) haben keinen unerwünschten Einfluß auf die Zusammensetzung des Fettes. Auch bei der Dämpfung, einer Behandlung mit Wasserdampf im Vakuum, werden lediglich unbeachtliche Mengen von Nebenprodukten – es handelt sich hierbei um dimere Triglyceride und trans-Fettsäuren – gebildet, die

in gesundheitlicher Hinsicht völlig unbedeutend sind.
Anders bei der küchentechnischen Verwendung von Nahrungsfetten zum Fritieren und Braten z. B. in manchen Würstchenbuden. Hier ist die Belastung je nach Erhitzungstemperatur und Zeitdauer unterschiedlich. Während das Kochen und Backen keine, das Kurzbraten nur unwesentliche Qualitätseinbußen des Fettes hervorruft, besteht beim langandauernden Fritieren, besonders bei mehrmaliger Verwendung des Fritierfetts, die Möglichkeit von stärkeren Veränderungen.

Gefahr durch Fritieren?

Frage: Das heißt doch wohl im Klartext: Je stärker die Veränderungen, desto größer dann der Verdorbenheitsgrad. Lassen sich diese Veränderungen messen?

Amtliche Empfehlungen

Adam: Zur Beurteilung des Verdorbenheitsgrades haben die Deutsche Gesellschaft für Fettwissenschaft und der Arbeitskreis Lebensmittelchemischer Sachverständiger der Länder und des Bundesgesundheitsamtes Empfehlungen veröffentlicht, die neben einer sensorischen Beurteilung auf analytisch zu bestimmenden Kennzahlen beruhen. Meiner Meinung nach sind allerdings die biochemischen Verfahren, die einen erheblichen Aufwand erfordern, den organoleptischen Verfahren unterlegen.

Schlechter Geschmack als Maßstab

Das beste und schnellste Verfahren, die Überbelastung eines Nahrungsfettes herauszufinden, ist das Erkennen des schlechten Geschmacks – das erfordert keine aufwendige Versuchsanordnung und keine Fachkenntnisse.

Sachgemäß grillen und fritieren

Der oxidative Fettverderb ist um so stärker, je höher die Temperatur und je größer die Kontaktfläche zum Luftsauerstoff. Beim Kochen, also bei Temperaturen um 100 °C, passiert dem Fett nachweislich nichts. Die höchsten Temperaturen (bis zu 300 °C, wenn auf einem Rost gegrillt wird) treten beim Grillen auf, aber wenn dies sachgerecht geschieht, ist die Einwirkungszeit relativ kurz, und das Fett tropft sehr bald ab. Bedenklich kann – wie schon gesagt – auch das Fritieren werden.

Das Fett öfter erneuern

Die Temperatur ist hierbei zwar nicht so hoch (170 bis 190 °C), aber die Verwendungszeit kann zu lang sein, was man meist am starken Rauch und Qualm erkennt. Wird das Fritierfett wiederholt zur Zubereitung von neuem Fritiergut eingesetzt bzw. bei längerem Gebrauch des Fritierfettes in der Friteuse, steigt der Gehalt an Zersetzungsprodukten allmählich an.

Frage: Kann man selbst erkennen, wann hier eine kritische Grenze erreicht ist, oder ist dies nur einem versierten Lebensmittel-Chemiker möglich?

Adam: Der Verbraucher selbst erkennt den fortschreitenden Prozeß an der zunehmenden Dunkelfärbung des Fritierfettes und als Käufer von gegrillten oder fritierten Produkten am penetranten Geruch sowie in letzter Konsequenz an einem verdorbenen Fritiergut. Am heißen Fritierfett bemerkt man den Beginn des Fettverderbs an der Struktur und der Höhe der Schaumschicht. Bei frischem Fett ist der Schaum grobblasig und fällt rasch zusammen. Gebrauchtes Fett dagegen bildet einen stabilen Schaum aus kleinen Blasen, stabilisiert durch Oxidationsprodukte. Wenn Fritierfett schlecht riecht und das Fritiergut nicht mehr gut schmeckt, sollte das Fett nicht mehr verwendet werden.

Farbe und Geruch kann jeder beurteilen

Ein gutes festes Pflanzenfett kann man bei Verwendung im Haushalt je nach Ausbackgut etwa sechs bis zehn mal verwenden. Es ist verbraucht, wenn es beginnt, unangenehm zu riechen und zu schmecken,

Qualm und starkes Schäumen

schon bei etwa 170 °C qualmt oder stark schäumt. Pflanzenöle, die größere Gehalte an mehrfach ungesättigten Fettsäuren haben, sollten nur zwei- bis dreimal verwendet werden und Emulsionsfette sind zum Fritieren ungeeignet.
Ansonsten kann man sagen, daß bei sachgemäßer Verwendung – erkennbar daran, daß kein Rauch und kein Qualm entsteht – keine Risiken bei der Verwendung von Ölen und Fetten in der warmen Küche bestehen.

Frage: Was sollte man beim Grillen beachten?

Kein Fett in die Glut

Adam: Hierzu hat die Deutsche Gesellschaft für Ernährung Tips veröffentlicht, deren wesentliche Aussagen sich wie folgt zusammenfassen lassen: Nur Holzkohle-, Elektro- oder Gasgrill-Geräte mit Hitzequelle von oben oder von der Seite verwenden und eine Fettauffangschale benutzen, damit kein Fett in die Glut tropfen kann. Oder das Grillgut in Alufolie wickeln und später kurz auf offenem Rost nachgrillen.

Holzkohle und Anzündhilfen

Man sollte keine Kiefernzapfen, harzreiches Holz, Verpackungen oder Zeitungspapier zum Grillen verwenden, sondern Holzkohle oder Holzkohlebriketts. Weil Benzin, Spiritus u.ä. zu gefährlich sind, sollte auf feste Anzündhilfen zurückgegriffen werden.

Nie Gepökeltes grillen

Auf keinen Fall sollten gepökelte Fleisch- und Wurstwaren gegrillt werden, bevorzugen sollte man ungepökeltes, mittelfettes bis mageres Fleisch oder Geflügel. Wichtig ist auch der richtige Grillabstand, wofür es eine praktische Faustregel gibt: Grillrost eine Stufe höher einschieben, wenn es 15 Zentimeter über dem Grillrost so heiß ist, daß man seine Hand keine zwei Sekunden lang darüberhalten kann. Die richtige Grilltemperatur ist beim Kohle-Grill nach etwa 30 bis 60 Minuten erreicht, wenn die Kohle durchgeglüht ist.

Praktischer Tip

Ein einfacher Test zum Prüfen: Flache Hand zehn bis 15 Zentimeter über den Grill halten. Wenn man nach etwa zwei Sekunden die Hand wegziehen muß, ist die Temperatur richtig.

Salz erst bei Tisch

Ölhaltige Marinaden sollten vor dem Grillen abgetupft werden, außerdem sollte das Fleisch nicht vorher gesalzen werden, da sonst Fleischsaft entzogen wird.

Empfehlungen von Experten...

Frage: Weg von den küchentechnischen Verfahren, hin zu den Empfehlungen für eine gesunde Ernährung. Die Experten empfehlen nahezu unisono, den Fettverzehr von derzeit durchschnittlich 40 auf 30 oder noch weniger Prozent zu reduzieren, bezogen auf den Gesamtenergiewert der aufgenommenen Nahrung, und dabei in gesättigte, einfach ungesättigte und mehrfach ungesättigte Fettsäuren zu dritteln. Ist das eine Empfehlung, die Sie nachvollziehen können?

...sind praktisch kaum umzusetzen

Adam: Das kann ich sehr gut nachvollziehen, denn damit wird eine wirklich wünschenswerte Kost empfohlen. Aber die Geschichte hat einen Haken: Die Empfehlung ist theoretischer Natur, kaum jemandem gelingt es, sie im Alltag in die Praxis umzusetzen, weil niemand erkennen kann, wie hoch der Anteil der einzelnen Fettsäuren in den meisten Lebensmitteln ist. Ich sollte mich auskennen, aber wenn ich im Restaurant oder in unserer Klinik-Kantine ein Schnitzel oder Würstchen vor mir liegen habe, dann kann ich Ihnen nicht sagen, ob es 30 oder 40 Prozent Fett enthält, auch kann ich dem Fett nicht ansehen, ob es aus irgendwelchen Restprodukten der Fleischverarbeitung stammt oder ob es sich z. B. um Sojaöl handelt.

Ein simpler Ratschlag

Es ist also leicht, solche Regeln wie

die von Ihnen korrekt zitierten aufzustellen, sie jedoch einzuhalten, erscheint mir sehr schwierig. Es ist also unerläßlich, einfachere Regeln zu erarbeiten, um der theoretischen Empfehlung so nahe wie möglich zu kommen. Und hier ist der Ratschlag ganz eindeutig: Den Verzehr tierischen Fettes, vor allem versteckten tierischen Fettes – z. B. in Wurst und Milchprodukten, Käse und Gebäck – deutlich vermindern.

Nährstoffe als Entzündungshemmer

Frage: Und noch ein Szenenwechsel mit einem radikalen Schnitt! Wenn wir richtig informiert sind, ist es derzeit Ihr Haupt-Forschungsgebiet, den Nachweis zu erbringen, daß Nährstoffe als Entzündungshemmer einzusetzen sind – und zwar nicht nur theoretisch, sondern auch im klinischen Alltag. Können Sie uns hierzu ein paar Einzelheiten geben?

Chronische Polyarthritis

Adam: Dazu müssen wir einen kleinen Ausflug in die Biochemie der chronischen Polyarthritis unternehmen. An dieser Krankheit leidet eine steigende Zahl von Menschen, in Deutschland sind es derzeit etwa eine Million. Bei ihnen kommt es zu einer Stimulierung bestimmter Lymphozyten, deren Aktivität den Angriff auf das Gelenk einleitet. Ein immunologischer Prozeß resultiert in der Freisetzung von Stoffwechselprodukten der Arachidonsäure, welche die entzündliche Reaktion der Gelenke auslösen und deren Ausmaß bestimmen. Arachidonsäure, eine in unserer Nahrung enthaltene mehrfach ungesättigte Fettsäure, wird dabei enzymatisch zu Entzündungsmediatoren wie Prostaglandinen, Thromboxan, Lipoxinen und Leukotrienen umgewandelt.

Linderung durch Fasten und Fischöl-Fettsäuren

In diesem Zusammenhang sind einige therapeutische Beobachtungen interessant. Zum einen ist wiederholt nachgewiesen worden, daß Fasten Patienten mit chronischer Polyarthritis oft eine überraschende Besserung ihrer Beschwerden bringt. Zum anderen ist mehrfach gezeigt worden, daß auch Fischöl-Fettsäuren eine günstige Wirkung auf entzündliche Gelenkerkrankungen haben. Die wirksame Fettsäure des Fischöls, Eicosapentaensäure, führt zu einer verminderten Bildung von Entzündungsmediatoren.

Frage: Wieviel Fischöl müssen die Rheuma-Patienten denn zu sich nehmen, damit es zu einer spürbaren Reduzierung der Arachidonsäure-Aktivität kommt, deren Stoff-

wechselprodukte entzündliche Reaktionen in den Gelenken auslösen?
Adam: Genau das ist der springende Punkt. Die erzielbare Besserung ist dosisabhängig; gegenwärtig wird versucht, den Patienten täglich mehr als 100 mg Eicosapentaensäure pro Kilogramm Körpergewicht zu verabreichen. Dazu müssen sie mehr als 20 Kapseln pro Tag schlucken, was meiner Ansicht nach kaum praktikabel ist.

Kaum praktikabel

Frage: Sie sprachen vorhin von mehreren klinischen Beobachtungen im Zusammenhang mit diätetischen Maßnahmen. Die erste war das Fasten, die zweite die Einnahme von Fischölfettsäuren – gibt es noch weitere Beobachtungen?
Adam: Man war früher der Ansicht, der Mensch wandle die mit der Nahrung aufgenommene und für ihn essentielle Linolsäure in Arachidonsäure um. Wir haben jedoch zeigen können, daß eine Linolsäurezufuhr von 10 Gramm pro Tag genügt, um die Bildung der Arachidonsäure im Körper zu blockieren. In unserer Nahrung sind täglich etwa 10 bis 18 Gramm Linolsäure, aber nur 0,2 bis 0,4 Gramm Arachidonsäure enthalten. Unter einer arachidonsäurefreien Formeldiät, die täglich 18

Arachidonsäure meiden

Gramm Linolsäure enthielt, fanden wir über sechs Wochen eine kontinuierliche Abnahme der Arachidonsäure.

Frage: Ist daraus ein therapeutisches Vorgehen abzuleiten, von dem schnelle Hilfe für den Patienten mit chronischer Polyarthritis zu erwarten ist?

Ein langsamer Abbauprozeß

Adam: Die sofort ansprechende und sich kontinuierlich weiterentwickelnde Abnahme der Arachidonsäure unter der geschilderten Formeldiät zeigt, daß Arachidonsäure aus der Nahrung in den Lipiden unseres Körpers angereichert wird. Von der Arachidonsäure werden nur 10 Prozent zur Energiegewinnung oxidiert, 90 Prozent der zugeführten Dosis werden der Biosynthese von Entzündungsmediatoren zur Verfügung gestellt. Auch relativ kleine Arachidonsäuremengen in der Nahrung werden sehr effizient in den Membranlipiden angereichert. Umgekehrt ist die Abnahme der Arachidonsäure nach Reduktion der ernährungsabhängigen Zufuhr ein sehr langsamer Prozeß.

Klinisch milderer Verlauf

So fanden wir über drei Monate bei Patienten mit chronischer Polyarthritis unter einer verminderten Arachidonsäurezufuhr nur eine Abnahme dieser Fettsäure in den Erythrozytenmembranen um 20 Prozent im Vergleich zu einem Kontrollkollektiv ohne verminderte Arachidonsäurezufuhr. Trotzdem zeigten die Patienten der Interventionsgruppe klinisch einen milderen Verlauf ihrer Erkrankung.

Frage: Mit welchen Lebensmitteln nimmt der Mensch Arachidonsäure zu sich?

Tierische Produkte sind Quellen

Adam: Arachidonsäure wird ausschließlich mit tierischen Produkten, vor allem mit Fleisch und Fleischprodukten aufgenommen. Eine vegetarische Kost enthält nur etwa ein Drittel der Arachidonsäure einer bei uns üblichen Kost.

Frage: Wenn wir Sie bisher richtig verstanden haben, sieht die Rheuma-Diät folgendermaßen aus: Die erwiesene Besserung der chronischen Polyarthritis durch Fischölkapseln läßt sich durch weitgehenden Verzicht auf tierische Produkte und Bevorzugung pflanzlicher Fette und Öle wesentlich verstärken. Ist damit schon der Weisheit letzter Schluß gefunden, oder haben Sie hier sozusagen erst einen kleinen Zipfel der vollen Wahrheit zu fassen?

Auch Vitamine hemmen die Entzündung

Adam: Sicher beeinflussen noch zahlreiche andere Nährstoffe den entzündlichen Prozeß, z. B. die Vitamine A, C und E sowie einige Mineralien. Die Vitamine A, C und E hemmen die Bildung freier Sauerstoffradikale und verhindern dadurch die enzymatische Oxidation der Arachidonsäure zu Entzündungsmediatoren.

Erich Menden

Chemie statt Fett?

Erich Menden,
Gießen

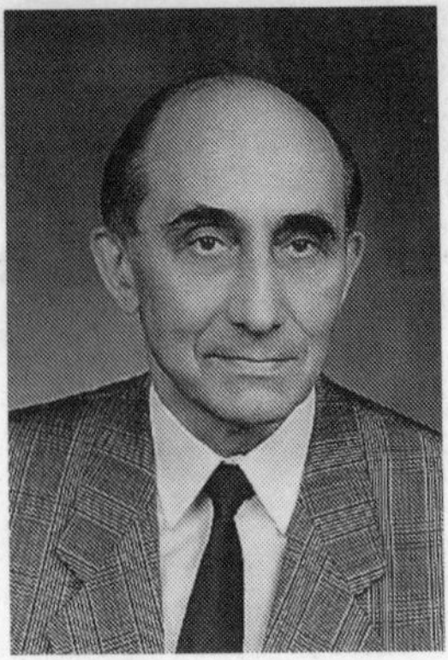

Professor Dr. Erich Menden ist von der Ausbildung her Biochemiker, hat sich aber schon früh der Ernährungswissenschaft zugewandt und sich nach einem Forschungsaufenthalt in den USA auch 1970 für dieses Fach habilitiert. Seit 1975 war der inzwischen im Ruhestand lebende Wissenschaftler Direktor des Instituts für Ernährungswissenschaft der Universität Gießen. Von 1982 bis 1986 war er Präsident der Deutschen Gesellschaft für Ernährung, deren Präsidium er noch heute angehört.

Frage: Sie haben sich viel mit Verbraucheraufklärung und Gesundheitserziehung beschäftigt, wofür Sie vom Land Hessen auch die Ehrenplakette in Gold bekommen haben. Wenn man sich die vielen Dikken in unserem Lande ansieht, dann drängt sich allerdings die Frage auf, was hier schief läuft?

So falsch kann die Ernährung nicht sein

Menden: Zunächst einmal wissen wir nicht, wie es den Menschen ginge, wenn wir nicht über Ernährungs- und Gesundheitsfragen aufgeklärt hätten. Trotz unübersehbarer Fehler in unserer Ernährung dürfen wir aber auch nicht so tun, als würde sich unser Volk katastrophal falsch ernähren, denn schließlich werden wir immer älter! Aber ich pflichte Ihnen bei, es gibt erkennbare Fehler in unserer Ernährung, so daß wir nicht nachlassen dürfen, bessere und gesündere Ernährungsformen zu propagieren.

Frage: Wo liegt das Grundübel?

Geschmack und Genuß als Verführer

Menden: Uns steht heute eine Vielfalt an Lebensmitteln zur Verfügung, mit der umzugehen wir nicht gelernt haben. Geschmack und Genuß verführen uns zum Konsum, sie sind uns wichtiger als Gesundheit. An Gesundheit denken wir erst, wenn wir krank sind. Wir haben es vortrefflich gelernt, den fehlenden Hunger durch Anregung des Appetits zu ersetzen.

Zu viel Fett heißt das Hauptübel

Die Hauptkritik an unserer Ernährung lautet ganz eindeutig: Wir essen zu viel Fett! 25 bis 30 Prozent unserer täglich aufgenommenen Nahrungsenergie sollten Fette sein, tatsächlich aber sind es 40 Prozent oder sogar noch etwas mehr. Warum ist das so? Die Erklärung ist sehr einfach: Am Fett hängt der Geschmack, Fett ist der Geschmacksträger und Geschmacksübermittler schlechthin.

Fett ist der Geschmacksträger

Wenn Sie stark verallgemeinern und diese Erkenntnis umdrehen, können Sie sagen: Was nicht fett ist, schmeckt nicht; noch immer gilt bei uns Fett in vielen Bereichen der Lebensmittel als Qualitätsmerkmal. Und fehlenden Geschmack können Sie durch eine noch so richtige und noch so gut gemeinte Beratung nicht substituieren.

Frage: Das ist ein gutes Stichwort. Wenn wir denn schon nicht vom Fett lassen können, besteht dann nicht ein Ausweg darin, das Fett durch etwas zu ersetzen, das schmeckt wie Fett, aber eben doch kein Fett ist? Die Rede ist von Fettersatzstoffen.

Menden: Sicherlich ist das ein denkbarer Ausweg, auch wenn ich Fettersatzstoffen gegenüber eine kritische Einstellung habe. Ich bin nicht grundsätzlich gegen den Einsatz von Fettersatzstoffen, aber ich bin auch nicht bedenkenlos für ihren breiten Einsatz, denn ich sehe, daß auf diese Weise Lebensmittel aufgewertet werden können, die ernährungsphysiologisch als nicht so gut oder gar als minderwertig einzustufen sind.

Ein denkbarer Ausweg

Wenn man nach dem Austausch von Fett gegen einen Fettersatzstoff dann von einem weniger empfehlenswerten Lebensmittel meint, wieder soviel essen zu können wie zuvor oder sogar mehr, dann ist hinsichtlich der notwendigen Änderung der Ernährungsgewohnheiten gar nichts gewonnen. Dann schafft man nur ein gutes Gewissen für schlechte Gewohnheiten.

Gutes Gewissen für schlechte Gewohnheiten

Frage: Wie würden Sie die Forderungen definieren, die an einen »idealen« Fettersatzstoff zu stellen sind, wenn wir Ihre grundsätzlich kritische Einstellung einmal außer acht lassen?

Menden: Ein solcher Stoff sollte aus ernährungsphysiologischer Sicht einen deutlich geringeren,

Forderungen an Fettersatzstoffe

möglichst gar keinen, Energiegehalt haben, aber keine Störung der Resorption fettlöslicher Vitamine verursachen. Und er sollte cholesterinarm sein. Aus toxikologisch-pathogenetischer Sicht dürfte er nicht toxisch und nicht pathogen sein und dürfte keine Stoffwechselfunktionen stören. Aus sensorischer Sicht müßte er als »Fett« wahrnehmbar sein, ohne unnatürlich »fettig« zu wirken oder zu geschmacklichen Verfälschungen zu führen.

Technologische und ökologische Anforderungen

Aus technologischer Sicht sollte der »ideale« Fettersatzstoff mit möglichst vielen Fetteigenschaften versehen sein, insbesondere hinsichtlich der Textur. Er sollte mit anderen Lebensmitteln mischbar sein und weder bei Verarbeitung, Lagerung und Zubereitung zur Bildung unerwünschter Stoffe führen. Aus ökologischer Sicht schließlich sollte er biologisch abbaubar sein, nicht zu zusätzlichen Belastungen der Umwelt führen – weder bei der Produktion noch als Stoffwechselprodukt, auch nicht als Rückstand oder als Abfall.

Frage: Welche grundsätzlichen Möglichkeiten gibt es, das Fett in der Nahrung durch andere Stoffe zu ersetzen?

Menden: Versuche, Fettersatzstoffe zu entwickeln, unternimmt man schon seit rund 20 Jahren. Hierfür kommen prinzipiell fettähnliche, akalorische oder energiearme Substanzen in Betracht oder »Pseudofette«. Zu denken wäre etwa an Paraffine und Silikone und davon abgeleitete Verbindungen, die fettähnliche Gebrauchseigenschaften haben, aber strukturell von natürlichen Fetten völlig abweichen und kalorisch nicht ausnutzbar sind. Sie kommen für die Praxis jedoch nicht in Betracht, da sie zu Verdauungsstörungen führen können und die Ausnutzung fettlöslicher Vitamine aus der Nahrung beeinträchtigen.

Versuche seit 20 Jahren

Ein anderes Beispiel ist das Jojobaöl, ein hitzestabiler Wachsester, der aus dem Samen eines immergrünen Wüstenbusches extrahiert wird. Seine Verdaulichkeit ist im Vergleich zu Triglyceriden mit etwa 40 Prozent relativ gering. Hinzu soll eine ineffektive Energieausnutzung kommen, nur minimale Mengen werden im Körperfett angelegt. Nach den Ergebnissen von Tierversuchen liegt die maximale Toleranzgrenze bei etwa 16 Prozent in der Nahrung. Wichtige Fragen, die vor Beginn eines Einsatzes in Le-

Jojobaöl als Beispiel

bensmitteln geklärt sein müssen, sind aber noch weitgehend ungeklärt.

Frage: Aber es gibt doch schon Substanzen, die als Fettersatzstoffe entweder zugelassen sind und Verwendung finden oder deren Zulassung bei den zuständigen Gremien beantragt wurde?

Zugelassene Substanzen

Menden: Hierbei handelt es sich um Verbindungen zwischen Saccharose und Fettsäuren, die als Saccharosepolyester bezeichnet und als SPE abgekürzt werden, um Hydrolyseprodukte mit Gel-Charakter aus Stärke und Zellulose und um physikalisch veränderte, sog. mikropartikuläre Proteine und Mischungen auf Proteinbasis.

Frage: Prototyp eines Saccharosepolyesters ist das Olestra, das – wenn wir richtig informiert sind – noch immer auf seine Zulassung wartet.

Das Kunstfett »Olestra«

Menden: So ist es. Bei Olestra handelt es sich um eine Mischung von Estern der Saccharose mit den Fettsäuren von Sojabohnen-, Mais- und Baumwollsaatöl. Wenn überwiegend Sojabohnenöl mit einem hohen Gehalt an Linolsäure verwendet wird, entstehen flüssige akalorische Öle, bei Verwendung langkettiger, gesättigter Fettsäuren, wie sie in tierischen Fetten vorkommen, feste Endprodukte mit hohem Schmelzpunkt. Geschmack, Aussehen, Aroma, Dichte und Nichtmischbarkeit mit Wasser entsprechen im wesentlichen den Eigenschaften von Fetten mit analoger Fettsäurenzusammensetzung.

Sensorisch ohne Unterschied

Bei sensorischen Tests konnten mit diesen Fettersatzstoffen zubereitete Speisen nicht von mit üblichen Fetten zubereiteten unterschieden werden.

Frage: Das hört sich doch alles sehr gut an, aber vermutlich kommt der Pferdefuß noch?

Unverdaulich

Menden: Saccharosepolyester sind nicht enzymatisch spaltbar und daher unverdaulich. Im weiteren Verlauf der Darmpassage findet auch durch die Enzyme der Mikroflora keine Metabolisierung der SPE statt, so daß das synthetische Lipid den Verdauungstrakt unverändert verläßt.

Frage: Was ist daran so problematisch?

Konsequenzen für die Resorption

Menden: Zu bedenken ist bei jedem Verzehr von unverdaulichen Substanzen, daß sich im Lumen des Intestinaltraktes Veränderungen des

Verdauungsmilieus vollziehen, die Konsequenzen für die Resorption fettlöslicher Nährstoffe und Nahrungsbegleitstoffe haben können. Im Dünndarm beispielsweise entsteht eine persistente Ölphase, die zu einer Beeinträchtigung der Resorption der in ihr gelösten Stoffe führt.

Positive und negative Folgen

Aus ernährungsphysiologischer Sicht hat das einerseits positive Folgen, z. B. eine nachweisbare Verringerung der Cholesterinresorption, aber auch negative Aspkete, etwa die ebenfalls nachweisbare Beeinträchtigung der Resorption fettlöslicher Vitamine. Besonders sind hiervon die Vitamine A und E betroffen. Daneben kann die beeinträchtigte Resorption auch Medikamente und Giftstoffe betreffen.

Frage: Ist die Substanz hinsichtlich ihrer Toxizität und Kanzerogenität untersucht worden?

Eine unangenehme Begleit-erscheinung

Menden: Ja, wobei keine nachteiligen Wirkungen nachgewiesen werden konnten. Ein Problem jedoch stellt das Auftreten des sog. anal leakage dar: Diese unangenehme Begleiterscheinung entsteht durch die Ausscheidung unverdaulichen Fetts mit den Fäzes, wodurch der Stuhl schlüpfrig und der Schließmuskel auch im geschlossenen Zustand durchlässig wird. Dieses Problem ließe sich wahrscheinlich durch entsprechende Produktmodifikationen in den Griff bekommen.

Kein biologischer Abbau

Keine Lösung dagegen zeichnet sich meines Wissens bisher für ein anderes Problem ab: Saccharosepolyester sind nicht nur unverdaulich, sondern können auch im Gegensatz zu üblichen Fetten nicht biologisch abgebaut werden. Damit besteht eventuell die Gefahr einer weiteren Belastung der Umwelt.

Frage: Warum beendet man die Forschung mit diesem Stoff nicht?

Bedeutsam für die Diätetik

Menden: Er könnte in der Diätetik vielleicht bei Patienten mit einer Fettintoleranz eine gewisse Bedeutung haben. Außerdem ist in dem Antrag auf Zulassung nicht vorgesehen, Fett durch diese Substanz komplett zu ersetzen, beantragt ist vielmehr eine Verwendung als Zusatz bis zu 35 Prozent in Salatölen sowie Brat- und Backfetten für den privaten Hausgebrauch und eine bis zu 75prozentige Substitution in Fritierfetten, die in Restaurants und zur kommerziellen Herstellung von Pommes frites und vergleichbaren Produkten verwendet werden.

Fettkonsum halbieren

Berechnungen zufolge könnte hierdurch der über die Empfehlung hinausgehende durchschnittliche Fettkonsum in den USA immerhin etwa um die Hälfte gesenkt werden.

Frage: Heißt das, damit die Größenordnung klar wird, daß auf diesem Wege das Zuviel an Fett, also das über die empfohlenen 25 bis 30 Prozent hinausgehende Fett, um 50 Prozent reduziert werden könnte?

Von Vorteil ist die Erhitzbarkeit

Menden: So ist es. Mit einem derartigen Fettersatzstoff wäre der derzeitige Fettkonsum von 40 Kalorienprozent auf etwa 32 Kalorienprozent herabzusetzen. Ein weiterer Vorteil dieses Stoffes ist, daß er erhitzt werden kann. Das geht mit den anderen Fettersatzstoffen nicht, die können nur das Fett ersetzen, das kalt verarbeitet und verzehrt wird.

Frage: Sprechen Sie jetzt von den Hydrolyseprodukten auf Kohlenhydratbasis, also von den Verbindungen von Stärke und Zellulose?

Stärke- und Zellulose-verbindungen

Menden: Ja. Diese Produkte zeigen nicht den ökologischen Nachteil von SPE, dafür können sie nicht erhitzt werden. Aufgrund ihres »natürlichen« Ursprungs und der daraus abgeleiteten Unbedenklichkeit haben sie sowohl in Amerika als auch bei uns bereits den Sprung auf den Markt geschafft und werden in einigen Bereichen der Lebensmittelindustrie eingesetzt.

Maltodextrine

Diese Maltodextrine werden im Verdauungstrakt des Menschen wie jedes verdauliche Kohlenhydrat vollständig abgebaut und resorbiert.
Die bei der Mischung entstandenen Gele sind thermoreversibel und blciben daher sowohl nach (gelindem) Erwärmen als auch nach Gefrieren stabil bzw. gehen wieder in ihren ursprünlichen Zustand zurück.

Gewohnter Geschmack

Dieses Verhalten begünstigt die Anwendung als Fettersatzstoff mit cremiger, fettähnlicher Textur in Salatdressings, Dips, gefrorenen Milchdesserts und Brotaufstrichen, ohne das gewohnte Geschmackserlebnis wesentlich zu beeinträchtigen.

Frage: Als dritte prinzipielle Möglichkeit nannten Sie physikalisch veränderte mikropartikuläre Proteine. Sind derartige Produkte schon im Handel?

Der Prototyp Simplesse

Menden: Als Prototyp dieser Gruppe kann Simplesse gelten, das bereits im Handel ist. Hier ist der beim Verzehr entstehende Fetteindruck nicht chemisch zu sehen, sondern physikalisch. Diese »natürliche« Fettsubstitution ohne chemische Eingriffe wurde durch die Entwicklung von Verfahren möglich, die zur Veränderung der Teilchengröße von Proteinen und Proteinmischungen auf physikalischem Weg führen. Dieses einer Homogenisierung ähnliche Verfahren führt zu dem sensorischen Eindruck von Fett.

Natürliche Proteine als Fettersatz

Als Rohstoffe können Hühnereiweiß, Magermilch oder Molkenproteine eingesetzt werden. Die Wahl der Eiweißquellen ist maßgebend für den gewünschten Geschmack und die Textur des Endprodukts. Die aus der Mikropartikulation resultierenden Eiweißpartikel haben einen Durchmesser zwischen 0,1 und 3 Micron. Diese Partikel werden von der Zunge nicht einzeln wahrgenommen; da sie aufgrund ihrer runden Form leicht gegeneinander beweglich sind, lassen sie sensorisch den Eindruck des cremigen Geschmacks von Fett oder Sahne entstehen, obwohl sie absolut kein Fett enthalten.

Frage: Die Saccharosepolyester sind ja, da komplett unverdaulich, praktisch akalorisch. Wie verhalten sich hier die bereits zugelassenen und verdaulichen Fettersatzstoffe?

Menden: Sowohl die Hydrolyseprodukte aus Stärke und Zellulose als auch die mikropartikulären Proteine sind vollverdaulich und haben einen Energiewert von 4 kcal/g. Es handelt sich also nicht um kalorienfreie Produkte, sondern um Erzeugnisse, die gegenüber Fett um die Hälfte der Nahrungsenergie reduziert sind.

Gegenüber Fett nur halb so viel Energie

Frage: Wie steht es um die Hitzeresistenz der kleinen Eiweißkugeln, die uns den Geschmack von Sahne vorgaukeln?

Menden: In der Praxis können sie als Grundlage für die Herstellung von gefrorenen Desserts, Sahne, Joghurt, Käseaufstrich, Dips, Margarine, Sauerrahm und Salatdressings dienen. Sie koagulieren bei höheren Temperaturen und können daher nicht zum Braten oder Backen eingesetzt werden. Mit ihnen hergestellte Produkte wie Sauerrahm, Dip oder Kaffeeweißer lassen sich jedoch in heißen Speisen – also beispielsweise auf warmen Kartoffeln, geröstetem Brot oder in heißem Kaffee – ohne Verlust der cremigen Textur verwenden, während das Aufkochen von Speisen, die diese Eiweißkugeln enthalten, mit dem Verlust der fettähnlichen Konsistenz verbunden ist.

Nicht zum Braten oder Backen

Nicht für den Hausgebrauch

Frage: Wie kann ich diese mikropartikulären Proteine in meine eigene Speisenzubereitung einbeziehen?
Menden: Die Anwendung von Simplesse beschränkt sich auf die industrielle Herstellung fettreduzierter Lebensmittel. Eine Verarbeitung als Einzelsubstanz im Hausgebrauch ist nicht vorgesehen, da es sich um relativ labile Produkte handelt, die bei falscher Handhabung schnell ihre fettähnlichen Eigenschaften verlieren.

Einspareffekt liegt bei 14 Prozent

Frage: Sie haben vorhin für die Saccharosepolyester eine Rechnung hinsichtlich der möglichen Fetteinsparung aufgemacht. Ist eine solche Rechnung auch für die »Fettkügelchen« aus Eiweiß möglich?
Menden: Würde der Prototyp dieser Substanzen in allen potentiellen Anwendungen zum Austausch von Fett eingesetzt und würde der Verbraucher all diese Produkte in seinem Speiseplan berücksichtigen, könnten hiermit etwa 14 Prozent des Gesamtfetts ersetzt werden, womit auch eine Herabsetzung der Cholesterinzufuhr verbunden wäre. 86 Prozent der durchschnittlichen Fettzufuhr würden also bestehen bleiben, da beispielsweise Fleisch und Fleischwaren, Bratfette und Backwaren sich

den Möglichkeiten dieses Fettersatzstoffes entziehen. Die Einsparung an Nahrungsenergie ist dennoch nicht zu unterschätzen.

Frage: Wenn wir von der Notwendigkeit oder von der Möglichkeit sprechen, Fett gegen einen Fettersatz auszutauschen, sprechen wir dann von Fett generell oder nur von tierischen Fetten?

Weniger Fett...

Menden: Hier muß man sicher differenzieren, weil pflanzliche Fette in den meisten Fällen einen höheren Anteil an essentiellen Fettsäuren enthalten und damit ernährungsphysiologisch wertvoller sind als tierische Fette. Wir plädieren dafür, den Fettverbrauch insgesamt zu reduzieren, daneben aber ist auch eine Modifikation der Fettsäurenzusammensetzung wünschenswert, die am einfachsten durch die Bevorzugung pflanzlicher Fette zu realisieren ist.

...und modifiziertes Fett

Beurteilung des Stellenwerts

Frage: Sie haben zu Beginn unseres Gesprächs Ihre grundsätzlich kritische Einstellung gegenüber Fettersatzstoffen zum Ausdruck gebracht. Sicher wäre es besser, wir würden unser Ernährungsverhalten auf der einen Seite und unseren Bewegungsmangel auf der anderen Seite aktiv und nachhaltig ändern. Aber

Sie wissen doch auch, daß selbst der rationalste Mensch nicht ausschließlich rational bestimmt ist. Wie also beurteilen Sie den Stellenwert der Fettersatzstoffe, wenn Sie die Existenz und Virulenz des berühmten inneren Schweinehunds mit berücksichtigen?

Hilfreich bei Diäten

Menden: In der Diätetik kann die Möglichkeit der Verwendung von Fettersatzstoffen aller Art besonders dann hilfreich sein, wenn Gesundheitsprobleme im Bereich des Fettstoffwechsels bestehen, da hiermit auf ein wichtiges Geschmackserlebnis nicht mehr verzichtet werden muß. Indikationen für Kostformen mit zumindest teilweisem Ersatz des Fettanteils sind neben Übergewicht und Hyperlipoproteinämien u.a. mit einer Maldigestion bzw. Malabsorption einhergehende Erkrankungen des Magen-Darm-Traktes und sog. unspezifische Fettintoleranzen, d. h. abdominelle Beschwerden ohne nachweisbare organische Erkrankung der Verdauungsorgane. Bei einer Befragung der Deutschen Arbeitsgemeinschaft für klinische Ernährung und Diätetik gaben beispielsweise mehr als 17 Prozent aller Krankenhauspatienten eine Unverträglichkeit fetter Speisen an.

Aber ich bleibe dabei – auch wenn und gerade weil ich den »inneren Schweinehund« keineswegs unterschätze –, daß aus ernährungswissenschaftlicher Sicht die Entwicklung von Fettersatzstoffen kritisch betrachtet werden muß, da die Gefahr nicht von der Hand zu weisen ist, daß sie – besonders von Übergewichtigen – als Ersatz für die eigentlich erwünschte Umstellung auf eine dem Bedarf angepaßte vollwertige Ernährung benutzt werden. Fettsubstitute werden daher nach meiner Einschätzung keinen Beitrag zur Verbesserung des Ernährungsverhaltens leisten.

Kein Ersatz für notwendige Ernährungsumstellung

Einmal über den Tellerrand der Fettersatzstoffe hinausblickend möchte ich vermuten, daß die Fortschritte der Lebensmitteltechnologie und die Erkenntnisse der Ernährungswissenschaft in Zukunft noch zu zahlreichen weiteren neuen »maßgeschneiderten« Lebensmitteln führen werden. Wir – und damit meine ich die Verbraucher und die Ernährungsberatung – müssen lernen, mit ihnen vernünftig umzugehen.

Vernünftig mit neuen Lebensmitteln umgehen

Frage: Noch einmal zurück ganz an den Anfang unseres Gespräches. Was steht Ihrer Meinung nach einer wirksamen und seriösen Verbraucheraufklärung am meisten im Wege?

Stolpersteine der Aufklärung

Menden: Da gibt es sicher einige Faktoren, die ich gar nicht gewichten, sondern nur erwähnen will. Zum einen lebt ein Teil unserer Medien – dazu gehören auch bestimmte Sendungen unseres öffentlich-rechtlichen Fernsehens – davon, daß aus dem Zusammenhang gerissene Teilfakten derart aufgebauscht werden, daß damit Panik zu erzeugen ist, gegen die eine objektive, sachliche Darstellung einen schweren Stand hat.

Kaum eine Chance gegen den Genuß

Zum anderen ist es furchtbar schwer, gegen den Genuß anzugehen. Und leider schmecken häufig gerade die Lebensmittel am besten, die wir dem Verbraucher um seiner Gesundheit willen am liebsten ausreden würden. Am Grundwissen liegt es sicher nicht: Auch der Raucher weiß, daß er seiner Gesundheit keinen Gefallen tut. Fast jeder weiß, worum es geht, aber jeder weiß ebenfalls, daß es auch immer Ausnahmen gibt – und jeder hält sich für eine solche Ausnahme.

Geschickt getarnte Ratschläge

Auch die massive Werbung für Lebensmittel aller Art, nicht zuletzt durch unsere Landwirtschaftslobby, institutionalisiert in der CMA, steht mit ihren geschickt getarnten Empfehlungen, beispielsweise mit der einfachen Gleichsetzung »Fleisch = Lebenskraft«, den Bemühungen der Deutschen Gesellschaft für Ernährung im Wege, die nun einmal die weniger angenehme Botschaft zu verkünden hat, daß wir insgesamt zuviel essen.

Verwirrend statt aufklärend

Da das Marketing fast ausschließlich am Umsatz interessiert ist, werden diese widersprüchlichen Aussagen auch weiterhin mehr zur Verwirrung als zur Aufklärung der Verbraucher beitragen.

Komplexes Wissen ist Mangelware

Und schließlich liegt es wohl auch daran, daß die Menschen in unserer schnellebigen Zeit in immer geringerem Maße daran interessiert sind, komplexe Zusammenhänge zu verstehen. Schlagzeilen und plakative Aussagen kommen besser an als seriöse Argumentationen, die sich nicht so plakativ verkürzen lassen. Und so verwundert es denn auch nicht, daß der deutsche Verbraucher sein Wissen über Ernährung überwiegend aus der Werbung bezieht.

Claudia Thiel

Welchen Stellenwert haben Zusatzstoffe bei Nahrungsmittel-Allergien?

Claudia Thiel,
Wiesbaden

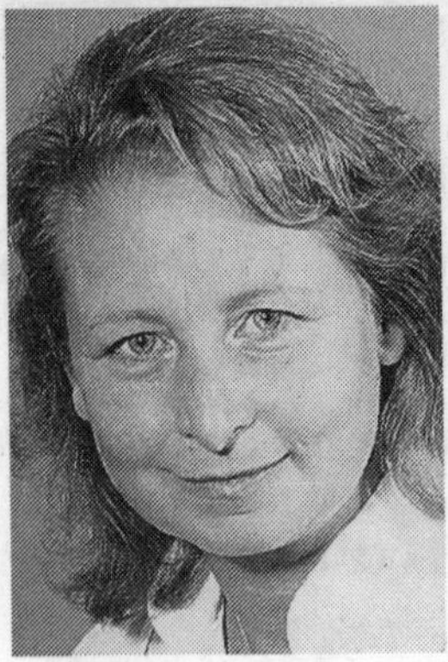

Frau Dr. med. Claudia Thiel hat in Frankfurt/Main Medizin studiert und sich schon früh schwerpunktmäßig mit allergischen Erkrankungen beschäftigt. Seit 1977 arbeitet die Internistin und Lungenärztin an der Deutschen Klinik für Diagnostik (DKD) in Wiesbaden ausschließlich auf dem Gebiet der Allergologie, den entsprechenden Fachbereich der DKD leitet sie seit 1987.

Frage: Liest man Tageszeitungen oder Frauenzeitschriften, dann erfährt man, daß die Allergien explosionsartig zunehmen, und daß insbesondere die steigende Zahl von Nahrungsmittel-Allergien auf die immer mehr um sich greifende Chemie in unseren Lebensmitteln zurückzuführen ist. Nun haben wir den Eindruck, daß in derartigen Veröffentlichungen wie auch in den Mitteilungen so mancher Verbraucherzentralen mit dem Begriff Allergie reichlich leichtfertig umgegangen wird. Können Sie uns zum Auftakt unseres Gespräches ein wenig definitorische Hilfestellung geben?

Leichtfertiger Umgang mit einem Begriff

Thiel: Gern. Zunächst einmal ist Ihr Eindruck richtig, daß die »Definition« der Allergie nicht zuletzt auch durch die Laienpresse eine ständige ungerechtfertigte Erweiterung erfährt. Außerdem führt wachsendes Umweltbewußtsein dazu, daß immer mehr Krankheiten als umweltbedingt und »allergisch« eingestuft werden.

Ständige Erweiterung

Wenn wir uns den Nahrungsmittel-Allergien zuwenden, dann bleibt festzustellen, daß es sich hierbei keinesfalls um neue und schon gar nicht um überwiegend zivilisationsbedingte Krankheiten handelt. Zu

Weder neu noch zivilisationsbedingt

den Erstbeschreibern der Nahrungsmittelallergien gehörte vor knapp 2.500 Jahren Hippokrates.

Allergien auf naturbelassene Lebensmittel überwiegen

Ab dem 17. Jahrhundert finden sich in der Literatur zunehmend detaillierte Hinweise auf allergische Erkrankungen, ausgelöst durch naturbelassene Nahrungsmittel wie Reis, Mehl, Leinsamen, Orangen, Anis, Kuhmilch, Hühnerei usw. Daran hat sich im Grunde bis heute nichts geändert, nach wie vor sind es ganz überwiegend natürliche Bestandteile (Proteine, also Eiweißbausteine aus pflanzlichen *und* tierischen Lebensmitteln), die für Nahrungsmittelallergien verantwortlich sind – deutlich seltener sind chemische Zusatzstoffe als Auslöser auszumachen.

Eintagsfliegen

Die meisten Zusatzstoffe sind in dieser Hinsicht völlig unverdächtig, eine Rolle spielen lediglich einige Konservierungsstoffe (meist Benzoesäurederivate), bestimmte Farbstoffe (meist Azofarbstoffe) und einige Antioxidantien (z. B. Schwefelverbindungen); alle anderen Zusatzstoffe sind aus allergologischer Sicht Eintagsfliegen, d. h. sie spielen eine völlig untergeordnete Rolle. Und noch eines ist zu beachten: Wenn Zusatzstoffe im Spiel sind, handelt es sich außerdem im Sinne der Definition fast nie um Allergien, sondern um Intoleranzreaktionen, die auch als Pseudoallergien bezeichnet werden.

Frage: Um diesen Unterschied zu verstehen, kommen wir wohl um eine Definition nicht herum. Da die echte Allergie eine immunologische Erkrankung ist, wäre es hilfreich, wenn Sie bei Ihrer Erklärung vom Immunsystem ausgehen.

Immunologische Prozesse

Thiel: Unter normalen Bedingungen münden verschiedene immunologische Prozesse in sehr präzise faßbare Reaktionen: Erkennung und Wiedererkennung von Fremdsubstanzen, spezifische Antwort auf diese Fremdsubstanzen und Elimination dieser Fremdsubstanzen, die auch Antigene genannt werden und die entweder die schützenden Haut- und Schleimhautbarrieren des Körpers durchdrungen haben (etwa Bakterien oder Viren oder auch transplantiertes Gewebe) oder neu entstanden sind (etwa Tumoren). Wohlgemerkt: Dies alles hat mit Allergien nichts zu tun, noch sprechen wir über das intakte Immunsystem.
Die Immunantwort beim Menschen kann sowohl spezifisch als auch unspezifisch sein. Die spezifischen

Vorgänge in Körperflüssigkeiten...

Prozesse bestehen in humoralen und zellulären oder zellvermittelten Komponenten (Antikörperreaktionen). Humorale Prozesse – also Vorgänge, die sich in den Körperflüssigkeiten abspielen – betreffen die Wechselwirkungen zwischen Antigenen und Antikörpern, zelluläre Prozesse betreffen Interaktionen zwischen Antigenen und bestimmten, spezialisierten Lymphozyten, die direkt oder durch Abgabe von Zellprodukten, die sich von Antikörpern unterscheiden, wirksam werden.

...und in den Zellen

Frage: Warum spricht man in diesen Fällen von spezifischen Immunantworten?

Antigene mit Visitenkarte

Thiel: Die Lymphozyten und die Antikörper erkennen, erinnern sich an und reagieren auf typische Merkmale an der Oberfläche von Antigenen, sozusagen auf deren persönliche Visitenkarte. Jeder Antikörper antwortet – wenn wir mal ein wenig pauschalieren – nur auf eine einzige, also auf eine spezifische Antigenkonfiguration.

Allgemeine Abwehrfront

Die unspezifischen Abwehrreaktionen des Immunsystems dagegen, die für die persönliche Integrität des Individuums sorgen, schließen keine Erkennung dieser typischen

»Visitenkarten« ein, hier handelt es sich quasi um eine breite Abwehrfront mit sehr allgemeinen Aufgaben, während die spezifischen Immunantworten das Werk von ausgebildeten Spezialisten sind.

Frage: Diese Aufgaben des Immunsystems sind ja mehr als sinnvoll, solange die Antigene, die von der spezifischen Immunantwort als fremd erkannt und bekämpft werden, unsere Gesundheit bedrohen, also pathogenen Charakter haben.

Unterschiedliche Antworten

Thiel: Mit einer Impfung beispielsweise verfolgt man das Ziel, genau diese spezifische Immunantwort zu stärken. Man konfrontiert den Organismus mit einer geringen Dosis bestimmter Antigene, damit sich Antikörper bilden können. Auf diese Antigen-Exposition antwortet der Körper mit Gesundheit, während er bei der Allergie mit Krankheit reagiert.

Frage: Nun gibt es aber auch »fremde Stoffe«, die keine uns bedrohenden Feinde sind, sondern beispielsweise lebenswichtige Nahrungsmittel. Was macht das Immunsystem mit diesen »Fremden«?

Die Disposition in die Wiege gelegt

Thiel: Damit sind wir jetzt schon mitten im Thema Allergie. Der normal veranlagte und auch sonst gesunde Organismus sträubt sich gegen solche Fremdstoffe nicht, er macht sie sich zunutze, indem er sie verdaut und den unverdaulichen Rest wieder ausscheidet. Manche Menschen nun haben die Disposition in die Wiege gelegt bekommen, auf bestimmte zwar körperfremde, aber sonst unschädliche Stoffe so zu reagieren, als seien es pathogene Antigene. Diese für den Gesunden unschädlichen Stoffe nennen wir in diesem Fall eines etwas übereifrigen Immunsystems Allergene.

Erster Allergenkontakt nur scheinbar harmlos

Beim erstmaligen Kontakt eines entsprechend veranlagten Organismus mit einem Allergen passiert erkennbar noch gar nichts, tatsächlich jedoch werden sozusagen Gedächtniszellen auf dieses Allergen programmiert, der Patient ist sensibilisiert. Beim abermaligen Zusammentreffen mit dem Allergen kommt es dann zur Freisetzung von Antikörpern, wir sprechen auch von Immunglobulinen, die ins Blut und in die Körpergewebe abgegeben werden, um dort durch Reaktion mit dem Allergen wirksam werden zu können.

Dies nennt man eine Antigen-Antikörper-Reaktion oder auch eine allergische Reaktion, die in Abhängigkeit von mehreren konditionierenden Faktoren, also gleichsam von Helferfaktoren, mehr oder minder heftig ablaufen kann. Im günstigsten Fall entsteht irgendwo ein leichter Juckreiz, im schlimmsten Fall kommt es zum eventuell lebensbedrohenden Asthma-Anfall oder zum lebensbedrohenden Schock; der Fachausdruck hierfür ist anaphylaktischer Schock.

Vom Juckreiz bis zur Lebensbedrohung

Frage: Also könnte man die Allergien als einen Irrtum des Immunsystems bezeichnen, auf ganz normale Stoffe mit Krankheit statt mit Gesundheit zu reagieren?
Thiel: So ist es.

Ein Irrtum des Systems

Frage: Wie kann man sich die Antigen-Antikörper-Reaktion biochemisch vorstellen?
Thiel: Antigene verbinden sich mit Antikörpern kraft passender Bindungsstellen (sog. Rezeptoren) auf beiden Molekülen, die wie die Teile eines Puzzles zusammenpassen. Auch das Bild von einem Schlüssel, der nur in ein ganz bestimmtes Schloß paßt, illustriert diesen Vorgang. Ein Stoff benötigt, um als Anti-

Schlüssel und Schloß

gen wirksam werden zu können, eine bestimmte Molekülgröße; es handelt sich in aller Regel um Proteine.

Frage: Dann können also niedermolekulare Substanzen wie die meisten Medikamente oder chemisch definierten Stoffe mangels Größe gar nicht zur Allergie führen?

Zum »Hapten« durch ein Trägerprotein

Thiel: Das wäre zu schön. Eine Substanz mit niedrigem Molekulargewicht kann keine Antikörperbildung induzieren, es sei denn – und hier liegt der Haken –, sie ist an einen Eiweißkörper (Trägerprotein) gekoppelt. In diesem Falle sprechen wir nicht von einem Allergen, sondern von einem Hapten, das zwar – wie schon gesagt – keine Antikörperbildung induzieren, sehr wohl aber spezifisch mit Antikörpern reagieren kann. Beispiele von Haptenen sind die allergenen Substanzen im Penicillin und in anderen Medikamenten.

Frage: Wie ist es zu erklären, daß manche allergischen Reaktionen sehr mild, andere dagegen heftigst verlaufen?

Entscheidend ist die Molekülgröße

Thiel: Hier spielen verschiedene Faktoren eine Rolle. Lassen Sie uns zunächst noch einmal bei der Oberflächenstruktur eines Antigens bleiben, bei den Bindungsstellen, die ihr Pendant bei den Antikörpern haben. Je größer ein Molekül, desto größer auch der Raum auf seiner Oberfläche für solche Bindungsstellen; und je größer die Zahl der Bindungsstellen, desto größer die Zahl der Antigene, die andocken können. Es ist logisch, daß die allergische Reaktion heftiger ausfällt, wenn ein Antigen gleichzeitig mit mehreren Antikörpern reagiert.

Kreuzreaktionen

Die Kopplungskraft dieser Bindungsstellen ist außerdem so groß, daß die gleichen Antikörper auch mit verwandten Antigenen reagieren können – in diesem Falle spricht man von Kreuzreaktionen –, wenn deren Bindungsstellen denen des originalen oder homologen Antigens ähnlich sind.

Frage: Die Ausprägung des Beschwerdebildes hängt doch sicher auch davon ab, in welcher Menge ein Allergen anflutet?

Alles oder nichts gilt nicht für Allergien

Thiel: Ja. Wer leichtgradig gegen Kuhmilch sensibilisiert ist, wird von einem Schluck Milch sicher nicht krank; wer dagegen hochgradig sensibilisiert ist, den können schon drei Tropfen Milch in Lebensgefahr bringen. Im Bereich der Allergien gibt es kein alles-oder-nichts-Gesetz: Wer allergisch ist, wird durch eine bestimmte Menge – sagen wir durch einen Liter Milch – immer krank, mal mehr und mal weniger. Aber es ist nicht so, daß er mal krank wird und mal nicht. Das bei der Allergie nicht geltende alles-oder-nichts-Gesetz bezieht sich nicht nur auf die Menge, sondern auch auf den Grad der Denaturierung, so daß manche Stoffe, die im rohen Zustand zur Allergie führen können, nach dem Kochen einen Großteil ihrer allergenen Potenz einbüßen.

Stärkere Reaktion bei schwacher Immunlage

Auch die allgemeine Immunlage eines Patienten moduliert die allergische Reaktion: Ein Kuhmilch-Asthmatiker, der gerade einen Infekt hat, wird auf eine bestimmte Menge Milch doppelt so schwer reagieren, als wenn er diesen Infekt nicht hätte.

Additionsphänomene

Auch Additionsphänomene spielen eine Rolle. Wenn ein Patient gegen drei Dinge sensibilisiert ist und verzehrt davon an drei aufeinanderfolgenden Tagen je eines, dann passiert ihm möglicherweise wenig oder gar nichts. Wenn aber alle drei Dinge in einer Mahlzeit zusammenkommen, dann resultiert daraus eventuell ein dramatisches Ereignis.

Wenn wir von den dramatisch verlaufenden Fällen sprechen, dann muß man dazusagen, daß nur etwa sechs Prozent der Allergien dramatisch verlaufen; die übergroße Mehrheit von 94 Prozent der Fälle verläuft keineswegs dramatisch, ist aber nichts desto trotz behandlungsbedürftig.

Nur sechs Prozent verlaufen dramatisch

Frage: Spielen auch psychische Momente eine Rolle?

Thiel: Wenn Sie wissen wollen, ob ich allergische Reaktionen den psychosomatischen Krankheiten zurechne, dann verneine ich das. Aber ganz sicher gibt es unspezifische Faktoren wie körperliche Belastung, hormonelle Einflüsse und auch physischer und/oder psychischer Streß, die eine allergische Reaktion begünstigen können.

Begünstigende Faktoren

Frage: Welche Organe sind von allergischen Reaktionen betroffen?

Thiel: Wir sollten lieber von Organsystemen sprechen. In der Reihenfolge ihrer Häufigkeit sind es die Haut, die Atemwege und der Magen-Darm-Kanal. Symptome von seiten der Haut (Urtikaria, Quincke-Ödem, Juckreiz, Ekzeme) stellen mit über 40 Prozent das größte Kontingent dar, Symptome der obe-

Die Haut ist am häufigsten betroffen

ren und der unteren Luftwege (Kehlkopfschwellung, Schnupfen, Asthma, Bindehautentzündung) sind mit etwa 20 bis 25 Prozent beteiligt, während Symptome des Gastrointestinaltraktes mit etwa 20 Prozent angegeben werden, Symptome von seiten des Herz- und Kreislaufsystems wie Präschock und Schock mit etwa 6 bis 12 Prozent.

Vielseitige Empfindlichkeit

Eine Vielzahl der Patienten ist polysymptomatisch und polyvalent sensibilisiert, d. h. sie reagieren mit Symptomen in verschiedenen Organsystemen und sie sind gleichzeitig gegen mehrere Allergene sensibilisiert.

Frage: Gibt es unter präventiven Gesichtspunkten so etwas wie Risikopatienten?

Risikopatienten

Thiel: Stellen Sie sich einen allergischen Mann und eine allergische Frau vor, die ein Kind erwarten. Denen muß man sagen, daß ihr Kind ein hohes Risiko haben wird, sich ebenfalls zu sensibilisieren.

Kontakt zu Felltieren nicht im Säuglingsalter

In solchen Haushalten sollten beispielsweise im ersten Lebensjahr des Kindes keine felltragenden Tiere gehalten werden. Möglicherweise ist beim Kind die Anlage zur Tierhaar-Allergie vorhanden und die punktuellen Kontakte, die es in seinem späteren Leben zu Tieren haben wird, führen vielleicht mal zu leichteren Reaktionen. Wenn aber die Tiere schon im Säuglingsalter im Haus und im Kinderbett sind, dann wird das Kind möglicherweise sehr bald ein manifestes Tierhaar-Asthma haben.

Frage: Als wär's bisher nicht schon kompliziert genug, müssen wir wohl auch noch zwischen Allergien und Pseudoallergien unterscheiden?

Thiel: Pseudoallergischen Reaktionen, auch Intoleranzreaktionen genannt, liegt keine primäre Immunreaktion zugrunde, also keine Antigen-Antikörper-Reaktion. Dennoch sind diverse Pathomechanismen involviert, die in ihrem klinischen Erscheinungsbild den echten allergischen Reaktionen sehr ähnlich oder fast identisch sind; es sind die gleichen Mediatorsysteme wie Histamin, Serotonin und Kinine betroffen, ebenso dieselben Zielorgane. Das Symptom trägt also nicht das Signum seiner Entstehung. Dennoch ist die Unterscheidung zwischen Allergie und Pseudoallergie hinsichtlich der Therapie und der Prognose wichtig.

Intoleranzreaktionen verlaufen sehr ähnlich

Nahrungsmittel als Allergieauslöser erst auf Platz 4

Frage: Welche Rangstelle nehmen Nahrungsmittel-Allergene unter den Allergenen insgesamt ein?

Thiel: Für die meisten Allergien sind Pollen und Hausstaubmilben verantwortlich, gefolgt von Tieren im Haus. Erst dann folgen die Nahrungsmittel-Allergene.

Aus der Hitliste der Allergene:

Frage: Gibt es so etwas wie eine Hitliste der Allergene, wenn wir uns auf die Nahrungsmittel-Allergien beschränken?

Thiel: Wenngleich auch jedes nur erdenkliche Nahrungs- und Genußmittel im Einzelfall eine allergische Reaktion auslösen kann – jedes Lebensmittel findet irgendwann seinen Patienten –, so sind es doch ganz bestimmte Nahrungsmittel, die besonders häufig klinisch relevant sind. Dazu gehören im tierischen Bereich Kuhmilch und Hühnerei, Fische, Schalentieren und schon seltener Krustentiere und Fleisch. Die Zahl der potentiellen Allergene in pflanzlichen Nahrungsmitteln ist analog zu ihrem Variationsreichtum wesentlich größer. Potentielle Auslöser bedrohlicher Reaktionen sind hier vor allem Haselnuß, Kamille, Sonnenblumensamen, Malz, Bohne, Erbse, Erdnuß, Mohn, Sesam, Apfel, Fenchel, rohe Karotte und ganz beson-

...Milch

...Haselnuß

...Apfel

ders Sellerie. Verstehen Sie diese Liste aber bitte nicht als Gewichtung.

Frage: Gibt es bei den Pflanzen hinsichtlich der Sensibilisierung einen Renner?

Thiel: Es gibt ganz eindeutig Überkreuzungen zwischen Blütenstaub und dem, was diese Pflanzen uns später als Nahrungsmittel präsentieren. Das krasseste Beispiel sind Apfel und Haselnuß. Die meisten Apfel- und Haselnuß-Allergiker findet man unter den Baumpollen-Allergikern; hier gibt es nur etwa zehn Prozent Ausnahmen.

Vom Blütenstaub zur Frucht

Sie fragten nach einer Hitliste. Aus meiner klinischen Erfahrung heraus würde ich nach Häufigkeiten folgendermaßen sortieren: Apfel, Haselnuß, Kiwi, Sellerie, Getreidekörner, Gewürze, Zitrusfrüchte; was danach kommt, ist eher der Kategorie »selten« zuzuordnen. Kohl-Allergien sind z. B. ausgesprochene Raritäten. Ein ganz besonders problematisches Allergen, das wir Allergologen überhaupt nicht mögen, enthält der Sellerie.

Sellerie ist besonders problematisch

Frage: Gibt es eine Kartoffel-Allergie?

Thiel: Ja, die gibt es vereinzelt. Daß sie im Patientengut fast nie auffällt,

Im Kochtopf werden viele Allergene schwach

liegt an einem wichtigen Naturgesetz: Viele Allergene aus dem pflanzlichen Bereich sind ausgesprochen hitzelabil, d. h. sie verlieren im Kochtopf ihre allergene Potenz.

Frage: Wenn Sie bisher von Nahrungsmittel-Allergien gesprochen haben, dann haben wir den Eindruck gewonnen, Sie meinen den naturbelassenen Zustand der aufgezählten Lebensmittel. Sind es aber nicht gerade die Spritzmittel oder die bei der Verarbeitung hinzugefügten Zusatzstoffe, die für allergische Reaktionen verantwortlich sind?

Chemikalien spielen keine Rolle

Thiel: Als Allergene spielen die Spritzmittel und die chemisch definierten Zusatzstoffe keine Rolle, denn ihnen fehlt die für ein Antigen erforderliche Proteinstruktur, die erforderliche Molekülgröße. Chemikalien mögen eine bestimmte toxische Potenz haben, aber die haben sie dann für jeden Menschen – mit dem Phänomen Allergie hat das nichts zu tun.
Wir gehen heute davon aus, daß 10 bis 20 Prozent unserer Gesamtbevölkerung Allergiker sind (der Anteil der Nahrungsmittel-Allergiker wird mit 5 bis 7 Prozent der Gesamtbevölkerung angegeben) – wobei das die ganze Palette von Bagatellfällen bis

zu Schwerstkranken einschließt. Demgegenüber haben nur 1 bis 2 Prozent der Gesamtbevölkerung Probleme mit Zusatzstoffen im Sinne von Intoleranzreaktionen.

Pseudoallergien durch Antioxidantien

Die meisten Reaktionen durch sog. Pseudoallergene werden im Bereich der Haut beobachtet, für das Asthma beim Erwachsenen sind Intoleranzreaktionen beispielsweise durch Farbstoffe kaum beobachtet worden. Hingegen spielen Antioxidantien wie insbesondere Sulfite bei Patienten mit Rhinitis (Nasenschleimhautentzündung) und Asthma in etwa 5 Prozent der Fälle eine wesentliche Rolle. Sehr umstritten ist die Bedeutung von Lebensmittel-Zusatzstoffen für die Auslösung und Unterhaltung der Neurodermitis im Kindesalter. Lebensmittel-Allergien können mitverantwortlich sein, jedoch sind sie wie auch Intoleranzreaktionen durch Zusatzstoffe praktisch niemals als alleinige Ursache anzuschuldigen.

Nur »natürliche« Zusatzstoffe können allergen wirken

Nicht alle Zusatzstoffe, die in der E-Nummern-Liste verzeichnet sind, sind definierte chemische Substanzen; ein nicht unerheblicher Teil rekrutiert sich aus den Grundnahrungsmitteln, beispielsweise Emulgatoren aus Leguminosen, Karotinfarbstoffe aus Karotten, Malz als

Backhilfe aus Gerste u.a. Sie sind somit potentiell primäre Allergene.

Frage: Welche Rolle spielt es für den Patienten, ob er nun allergisch oder pseudoallergisch reagiert? Die Symptomatik kann ja identisch sein.

Der Unterschied zwischen Wein-Asthmatiker...

Thiel: Lassen Sie uns versuchen, diese Frage anhand von Beispielen zu klären. Nehmen Sie einen Patienten mit asthmatischen Beschwerden, der auf die Idee kommt, sein Asthma könnte etwas mit dem Essen zu tun haben. Und tatsächlich findet man heraus, daß er den Schwefel im Wein nicht verträgt. Läßt er den Wein weg, ist er sein Problem los, außerdem ist er – das ist bei dieser Gruppe jedenfalls sehr häufig der Fall – gar kein Allergiker.

...und Katzenhaar-Allergiker

Ein anderer Patient mit Asthma ist Katzenhaar-Allergiker. Ihn macht die Katze krank; wenn er sie behält, wird er todkrank werden. Der Wein-Asthmatiker, wenn er den Wein wegläßt, ist in Zukunft gesund, während der Katzenhaar-Allergiker durch jeden weiteren Kontakt zu einer Katze gefährdet ist, denn er ist und bleibt Allergiker.

Echte Allergien können das Leben bedrohen

Jemandem, der pseudoallergisch auf den Farbstoff Tartrazin reagiert, kann ich mit gutem Gewissen sagen, daß er daran nicht sterben wird.

Einem Patienten, der hochgradig allergisch auf Hühnerei oder Fisch ist, kann ich das nicht sagen.

Das Phänomen der Verschlimmerung

Für den Patienten ist es am Ende egal, wie ich seine Beschwerden nenne, ich als Arzt muß mir aber sehr wohl ein Bild davon machen, ob es sich um eine Allergie oder um eine Intoleranz handelt. Denn eine Allergie bleibt ja leider nicht stehen, es gibt das Phänomen der Weitersensibilisierung. Wenn ein Pollenallergiker vor mir sitzt, bei dem ich mir ausrechnen kann, welche Allergenskala ihm ins Haus steht, dann werde ich ihm präventiv das aus dem Repertoire nehmen, das am alleraggressivsten ist – auch wenn es hier noch gar keine Reaktion gegeben hat.

Frage: Blcibt ein Nahrungsmittel-Allergiker sein Leben lang Nahrungsmittel-Allergiker?

Kuhmilch-Allergien hören auf

Thiel: Das läßt sich nicht generell sagen. Von den kindlichen Kuhmilch-Allergien wissen wir, daß sic sich irgendwann verlieren und nur selten bis zum Erwachsenenalter persistent bleiben.

Frage: Wie ist das zu erklären?

Thiel: Das sind wohl Anpassungsvorgänge des Immunsystems, das fremd erstmal als fremd behandelt,

Das Immunsystem paßt sich an

später dann aber doch toleriert. Dabei spielt es sicher eine Rolle, daß es ja vom lieben Gott so gewollt ist, daß ein Säugling zunächst einmal gestillt wird und erst später mit der artfremden Kuhmilch in Kontakt kommt. Deswegen favorisieren wir aus allergologischer Sicht das Stillen, insbesondere für Allergie-Risikokinder, die immerhin 5 Prozent aller Neugeborenen ausmachen.

Nicht überraschende Zunahme

Frage: Nehmen Nahrungsmittel-Allergien zahlenmäßig zu?
Thiel: Aus meiner klinischen Beobachtung muß ich das bejahen. Und es überrascht mich eigentlich auch gar nicht, wenn ich mir die Allergenüberladung ansehe, der bei uns insbesondere schon Kleinkinder ausgesetzt sind. Die Kinder haben im ersten Lebensjahr – in dieser Lebensphase sind sie ganz besonders leicht zu sensibilisieren – praktisch schon das ganze Lebensmittelrepertoire des Erwachsenen im Mund gehabt, von allem bekommen sie mal einen Happen oder einen Schluck.
Sie haben also schon im ersten Lebensjahr Kontakt mit allen potentiellen Allergenen. Darf ich mich da wundern, daß viele dieser Kinder schnupfen, pfeifend atmen und sich kratzen? Wobei natürlich bei

Früher Kontakt mit potentiellen Allergenen

weitem nicht jeder Schnupfen oder jedes Kratzen Hinweise auf eine Allergie darstellen.

Das Angebot hat sich vervielfacht

Und dann betrachten Sie doch einmal die Vielfalt der heute angebotenen Lebensmittel im Vergleich zu den Ernährungsgewohnheiten unserer Vorfahren. Einst hatte der Mensch einer bestimmten Region etwa 100 verschiedene Pflanzen zur Auswahl und später auch ein wenig Fleisch, wobei sich das Grundrepertoire aus nicht mehr als 13 Nahrungsmitteln zusammensetzte.

Wenn man das heute durchzählt, dann kommt man auf ein Grundrepertoire, das leicht um das Zehnfache größer ist. Folglich haben sich auch die potentiellen Allergene, mit denen wir in Kontakt kommen, verzehnfacht. Kiwi-Allergien beispielsweise waren bei uns unbekannt, solange keine Kiwi auf dem Markt waren – heute stehen Kiwi-Allergien weit oben auf der Häufigkeitsliste.

Tendenz zu Exzessen

Und dann verstärkt sich bei uns die Tendenz zu Exzessen. Stellen Sie sich einen Menschen vor, der genetisch geneigt ist, eine Hühnerei-Allergie zu bekommen, davon aber nichts weiß. Dieser Mensch ist dick und kommt jetzt auf die Idee, eine Kartoffel-Ei-Diät zu machen und dabei zehn Eier pro Tag zu essen. Dieser Mensch kann sich leicht gegen Hühnerei sensibilisieren.

Mehr Allergien...

Wenn Sie nach der Zunahme fragen, dann muß man in diesem Zusammenhang darauf hinweisen, daß die Zahl der Nahrungsmittel pro Patient, die er nicht verträgt, stärker zunimmt als die Summe der Nahrungsmittelallergiker. Die breiter werdende Palette der Lebensmittel und damit der potentiellen Allergene zeigt uns, daß die Zahl der Menschen mit einer genetisch bedingten Allergie-Neigung geringer zunimmt, daß aber sehr viel mehr Allergiker als früher vermutet polyvalent sensibilisierbar sind.

...nicht mehr Allergiker

Disposition und Exposition sind notwendig

Bei den Allergien gibt es zwei ganz einfache Spielregeln: Ohne Disposition keine Allergie, ohne Exposition keine Allergie. Vor diesem Hintergrund muß doch einfach die bei uns stattfindende Vermarktung der weltweiten Nahrungsmittelproduktion zu einer Zunahme der Nahrungsmittel-Allergien führen.

Frage: Sie sagten vorhin, daß viele Allergene hitzelabil sind. Ist daraus ein praktischer Rat für Nahrungsmittel-Allergiker abzuleiten?

Thiel: Viele Allergene – Sie sagen es völlig korrekt – sind hitzelabil, nicht alle. Thermische Zubereitung anstelle von Rohkost ist in der Tat eine Empfehlung, die in die diätetische Behandlung eingeht, aber man kann hier nicht generalisieren. Wenn jemand extrem sensibilisiert ist, dann hilft auch das Kochen nicht mehr, dann reicht schon die bestehende Restantigenität zum Ausbruch der Symptomatik.

Lieber Kochen statt Rohkost

Frage: Manche Menschen haben Aversionen gegen ganz bestimmte Lebensmittel. Könnte hier ein Zusammenhang mit Allergien herzustellen sein?

Thiel: Es gibt Aversionen, die als eingebaute Schutzfunktionen zu verstehen sind. Solange diese Aversionen noch instinktiv – d. h. noch nicht durch Nachahmung oder Werbung verbildet – sind, muß man ihnen im Kindesalter nachgeben. Wenn ein solches Kind essen muß, was auf den Tisch kommt, kann das zu dramatischen Schicksalen führen.

Aversion als Schutzfunktion

Ich kenne eine Familie, in der eine Mutter ihr Kind mit folgendem Argument zum Fischverzehr gezwungen hat: »Du mußt mindestens einmal in Deinem Leben Fisch essen, erst dann hast Du das Recht zu sa-

Unguter Zwang mit Folgen

gen, daß Du keinen Fisch magst.« Das machte einen Notarzt-Einsatz erforderlich.

Frage: Wann und wie ist bei diesem Kind, das zuvor noch nie Fisch gegessen hatte, die Sensibilisierung erfolgt, die der allergischen Reaktion ja vorausgegangen sein muß?

Verschleppte Allergien durch minimalen Kontakt

Thiel: Wenn ein Kind hochsensibilisiert ist – egal gegen was – und ein hohes Risiko hat, sich auch noch gegen Fisch zu sensibilisieren, dann kann das über den Fischrest erfolgen, der selbst nach dem Spülen noch an der Gabel haften kann. In diesen Fällen spricht man von einer derivativen oder verschleppten bzw. übertragenen Allergie. So kann beispielsweise eine Krankenschwester mit Penizillin-Allergie allein dadurch, daß sie einen Patienten wäscht, der Penizillin bekommen hat, allergisch reagieren; in diesem Falle überträgt der Schweiß des Patienten das Allergen.

Frage: Für uns war wichtig und neu, daß es in allererster Linie die natürlichen Bestandteile von Lebensmitteln sind, die zu Allergien führen können, während die durch Zusatzstoffe auslösbaren pseudoallergischen Reaktionen sowohl zahlenmäßig als auch hinsichtlich ihrer Bedrohlichkeit weit hintan stehen. Nun haben sich aber die Verbraucherverbände auf Zusatzstoffe geradezu eingeschossen...

Thiel: Ich habe nichts gegen Verbraucherverbände, wenn sie vernünftig aufklären. Nur erlebe ich es leider relativ oft, daß sie nicht sachlich aufklären, sondern geradezu ideologisch einer Industriefeindlichkeit verpflichtet sind, die aus meiner Sicht fatale Auswirkungen hat.

Es mangelt an sachlicher Aufklärung

Vielfach werden die Verbraucher nicht beraten, sondern in Panik versetzt – und zwar nicht aufgrund von Fakten, sondern aus einer ideologischen Denkweise heraus, die Tatsachen nicht akzeptiert, sondern bewußt verdreht.

Panik durch bewußte Verdrehung

Man muß wissen, daß Zusatzstoff nicht gleich Zusatzstoff ist und auch nicht pauschal mit Chemie gleichgesetzt werden kann. Die allermeisten Lebensmittel bedürfen in unserem Markt nun einmal einer bestimmten Behandlung – und zwar zum Schutz des Verbrauchers. Es ist schlicht und einfach erforderlich, Getreide zu behandeln. Wenn ich Angst vor dieser Behandlung habe und sie aus dieser Angst heraus konsequent ablehne, dann laufe ich Gefahr, an einer Mutterkornvergiftung zu erkranken. Das muß man den Verbrauchern klarmachen.

Grundsätzlich notwendige Bearbeitung

Ob bei den Zusatzstoffen eine gewisse Straffung möglich und sinnvoll ist, ist eine ganz andere Frage, die jedoch an der grundsätzlichen Notwendigkeit der industriellen Lebensmittelbearbeitung in begrenztem und sinnvollem Umfang nichts ändert.

Helmut Oberritter

Alternative Ernährungsformen – mehr Schaden als Nutzen

Helmut Oberritter, Frankfurt/ Main

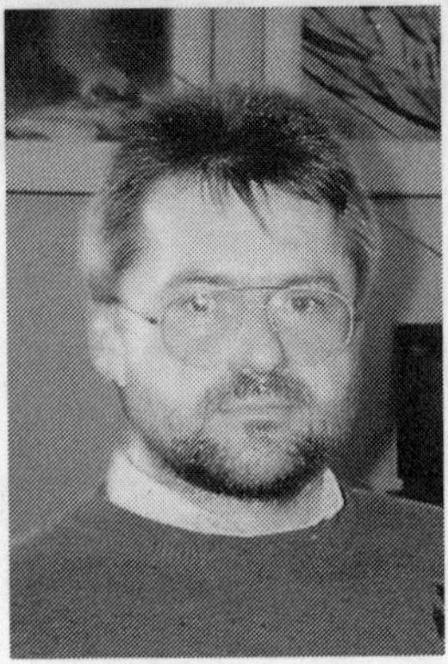

Der Ernährungswissenschaftler Dr. Helmut Oberritter hat sich bei der Deutschen Gesellschaft für Ernährung (DGE) fünf Jahre lang als Referatsleiter um die Ernährungsberatung gekümmert und ist seit 1990 wissenschaftlicher Leiter dieser in Frankfurt am Main ansässigen öffentlichen Einrichtung.

Frage: Die industrielle Verarbeitung von Lebensmitteln wird von einem immer größer werdenden Anteil unserer Bevölkerung mit Argwohn betrachtet oder sogar schlichtweg abgelehnt. Ist diese Ablehnung aus der Sicht der Deutschen Gesellschaft für Ernährung gerechtfertigt?

Ein problematischer Trend

Oberritter: Es ist in der Tat so, daß immer mehr Leute generell gegen Fabriknahrung oder industriell verarbeitete Lebensmittel eingestellt sind, die Verarbeitung im Haushalt für weniger verdächtig halten, das Optimum jedoch in unverarbeiteten, also naturbelassenen Lebensmitteln sehen. Und das ist – um Ihre Frage zu beantworten – ein Problem, denn dieser unverkennbare Trend birgt die nicht zu unterschätzende Gefahr einer unausgewogenen Ernährung in sich. Wer sich nur an unverarbeiteten oder kaum verarbeiteten Lebensmitteln orientiert, verpaßt die Chance, viele erst durch Verarbeitung verzehrfähige und nährstoffreiche Lebensmittel zu sich zu nehmen. Läßt man einen Teil des Nahrungsmittelangebotes bewußt links liegen, dann hat man Schwierigkeiten, sich eine vollwertige Ernährung zusammenzustellen.

Zerstörte Nährstoffe aus falscher Sorge

In manchen Fällen treibt der Argwohn gegenüber industriell bearbeiteten Lebensmitteln schon seltsame Blüten: Es gibt Leute, die sowohl H-Milch als auch pasteurisierte Trinkmilch ablehnen und stattdessen zum Bauern gehen und Rohmilch kaufen. Aus Angst, diese könnte gesundheitsschädliche Keime enthalten, wird die Rohmilch dann zuhause gekocht, und zwar relativ lange. Dabei werden jedoch wesentlich mehr wertvolle Nährstoffe der Milch zerstört als bei der industriellen Verarbeitung durch Pasteurisierung oder Ultrahocherhitzung.

Frage: Die DGE spricht von vollwertiger Ernährung, andere von Vollwertkost oder Vollwert-Ernährung. Der Arzt Dr. Bruker beispielsweise wird von den Medien gern als »Vollwert-Papst« bezeichnet. Unterscheiden sich seine Ernährungsvorschläge entscheidend von denen Ihrer Gesellschaft?

Vollwertkost nach Bruker...

Oberritter: Bei der Vollwert-Ernährung gibt es zwei wesentliche Richtungen: zum einen die Vollwertkost nach dem von Ihnen schon genannten Bruker und zum anderen die Vollwert-Ernährung nach Leitzmann. Beide empfehlen, daß die verzehrten Lebensmittel so wenig wie möglich bearbeitet sein sollten, wobei Bruker besonders extreme Aussagen macht.

Er gibt außerdem Heilversprechen ab, die hochgradig gesundheitsgefährdend sind. So behauptet Bruker beispielsweise, nach seiner Vollwertkost ernährte Kinder würden keine Kinderlähmung bekommen. Wer das glaubt und die entsprechende Vorbeugung etwa in Form von Schluckimpfungen unterläßt, bringt seine Kinder in Gefahr, denn einen wissenschaftlich haltbaren Beweis für Brukers Aussage gibt es nicht.

...mit unhaltbaren Heilversprechen

Frage: Wie ist bei Bruker der Begriff Vollwertkost definiert?

Oberritter: Bruker unterscheidet zwischen lebendiger und toter Ware, wobei lebendige Ware alles ist, was unverarbeitet ist. Von der verarbeiteten Ware, nach seiner Interpretation also toten Ware, wozu er auch Fleisch und Fisch zählt, ist einzig und allein Vollkornbrot akzeptiert. Auf alle anderen verarbeiteten Lebensmittel kann man laut Bruker verzichten.

Lebendige und tote Ware...

Das ist nach unserem heutigen Wissen und Verständnis höchst gefährlich: Wer prinzipiell auf bearbeitete Lebensmittel verzichtet, kann inner-

...eine gefährliche Unterscheidung

halb kurzer Zeit enorme Nährstoffdefizite bekommen. Fisch beispielsweise ist wichtig für die Jod-Versorgung, Jod-Mangel führt zu Schilddrüsen-Erkrankungen. Fleisch ist ein wichtiger Eisen- und Eiweiß-Lieferant.

Frage: Für Bruker sind also lebendige Lebensmittel nur solche, die nicht erhitzt, konserviert oder präpariert sind?

Keine wissenschaftliche These

Oberritter: Genau so ist es, wobei die präparierten Nahrungsmittel ganz besonders verteufelt werden. Diese Gruppe, wozu Fabrikzucker, Auszugsmehl und raffinierte Öle und Fette zählen, wird bei Bruker mit einem Verbot belegt, weil derartige Produkte nach seiner Vorstellung grundsätzlich schädlich sind. Diese These ist wissenschaftlich jedoch nicht haltbar. Nehmen Sie beispielsweise die industriell verarbeiteten Öle und Fette, die einen relativ hohen und aus Sicht der seriösen Ernährungswissenschaft begrüßenswerten Gehalt an lebensnotwendigen Nährstoffen, Vitaminen und Fettsäuren haben.

Die Kartoffel als Gegenbeispiel

Wie leicht Brukers Ideologie, jede Form der Bearbeitung – also auch das Erhitzen – mache aus einem lebendigen Lebensmittel ein totes

Nahrungsmittel, ad absurdum zu führen ist, zeigt eindrucksvoll das Beispiel der Kartoffel. Nach Brukers Empfehlungen müßte sie roh gegessen werden. Die Stärke einer rohen Kartoffel ist jedoch für den menschlichen Organismus unverdaubar, erst das Erhitzen macht uns den Nährwert der Kartoffel zugänglich. Rohe Bohnen können wegen bestimmter natürlicher Inhaltsstoffe für den Menschen sogar giftig sein und müssen deshalb gekocht werden.

Frage: Und wie steht es um die Vollwert-Ernährung nach Professor Leitzmann?

Oberritter: Leitzmann gibt den Rat, alle Lebensmittel so wenig wie möglich zu verarbeiten. Das ist weniger radikal als bei Bruker und übersieht nicht die Tatsache, daß bei einigen Lebensmitteln eine Verarbeitung vorteilhaft oder notwendig ist. So werden etwa durch den Kochvorgang natürlich enthaltene Gifte, wie sie in rohen Hülsenfrüchten vorkommen, unschädlich gemacht.

Vollwert-Ernährung nach Leitzmann

Daß bei Leitzmann der Verarbeitungsgrad so deutlich im Vordergrund steht, ist wissenschaftlich für uns nicht immer nachvollziehbar.

Praktizierbar

Dennoch ist mit seiner Vollwert-Ernährung eine gute Ernährung praktizierbar.

Ökologische und soziale Aspekte

Was die Vollwert-Ernährung nach Leitzmann außerdem von der von uns, d. h. der Deutschen Gesellschaft für Ernährung, empfohlenen vollwertigen Ernährung unterscheidet, ist die starke Betonung ökologischer und sozialer Aspekte.

Frage: Bei Leitzmann werden kaltgepreßte Öle gegenüber raffinierten Ölen bevorzugt...

Fremdstoffe entfernen

Oberritter: ...was für uns unverständlich ist, denn die Verwendung kaltgepreßter, unraffinierter (d. h. ungereinigter) Öle bietet keinen wesentlichen ernährungsphysiologischen Vorteil gegenüber verarbeiteten Ölen, während andererseits unerwünschte Fremd- und Inhaltsstoffe bei der Raffination praktisch vollständig entfernt werden können. Dasselbe gilt für die von Leitzmann bevorzugten Lebensmittel aus kontrolliert-ökologischem oder kontrolliert-biologischem Landbau. Diese Produkte – das ist in vielen Untersuchungen gezeigt worden – bieten gegenüber konventionell erzeugten landwirtschaftlichen Produkten keine nachweisbaren ernährungsphysiologischen Vorteile.

Insgesamt beurteilen auch wir von der DGE den ökologischen Anbau positiv, was aber keinesfalls bedeutet, daß der konventionelle Anbau grundsätzlich als negativ einzustufen ist. Aus unserem Ernährungsbericht geht hervor, daß auch die Produkte aus »normalem« Anbau zum größten Teil frei von Rückständen sind und – wie auch die Produkte aus »biologischem« Anbau – in wenigen Fällen höchstens unbedenkliche Mengen solcher Schadstoffe enthalten. Höchstmengenüberschreitungen sind selten. Eine generelle Diskriminierung des konventionellen Anbaus ist nicht gerechtfertigt, zumal man seit einiger Zeit auch in diesem Bereich versucht, umweltschonender zu wirtschaften.

Konventioneller Anbau ist besser als sein Ruf

Um es ganz klar zusammenzufassen: Unbestritten ist der positive Einfluß moderner kontrolliert-ökologischer Landbaumethoden auf die Umwelt, sprich Boden und Gewässer, sowie die Erhaltung kleinbäuerlicher Strukturen und Vertriebswege. Aus gesundheitlichen Gründen jedoch besteht keine Notwendigkeit zum Verzehr alternativ angebauter Produkte. Jeder einzelne Mensch muß selbst entscheiden, ob und aus welchen Gründen er alternative Lebensmittel kaufen

Die Umwelt profitiert

und verzehren möchte, die in der Regel teurer sind als konventionell erzeugte landwirtschaftliche Produkte.

Jahreszeiten-gerecht ernähren

Eine Empfehlung, die man jedoch sicher aussprechen kann und sollte, ist der Rat, sich nach Möglichkeit Jahreszeiten-gerecht zu ernähren. Das heißt: Freilandware ist in der Regel ernährungsphysiologisch und geschmacklich wertvoller, zudem auch unbedenklicher als Treibhausware.

Frage: Wie beurteilt die DGE den Vegetarismus?

Vegetarische Ernährungsformen

Oberritter: Hier muß man verschiedene Formen unterscheiden. Am strengsten ist die vegane Kost, die nur pflanzliche Produkte erlaubt, die nicht einmal Honig als tierisches Lebensmittel akzeptiert. Nicht ganz so radikal ist die lactovegetabile Ernährung, die neben pflanzlichen Produkten auch Milch und Milcherzeugnisse gestattet. Und bei der ovo-lacto-vegetabilen Kost kommen dann auch noch Eier hinzu.

Kritische Punkte

Die streng vegane Kost ist als Dauerkost nicht zu empfehlen, denn sie hat einige ganz kritische Punkte wie etwa die Jod- und Calcium-Versorgung. Verzichtet man völlig auf

Fisch, beraubt man sich dieser wichtigen Jod-Quelle. Durch den Verzicht auf Milch und Milchprodukte ist ein Calciummangel vorprogrammiert. Auch die ausreichende Versorgung mit Vitamin B_{12} kann u.U. nicht gesichert sein, weil pflanzliche Lebensmittel praktisch kein Vitamin B_{12} enthalten.

Milch und Eier sind unverzichtbar

Einfacher ist es mit der lacto-vegetabilen Ernährung, weil Milch, Milchprodukte und Käse viele wichtige Nährstoffe wie etwa das Calcium enthalten, mit dem man bei rein veganer Kost in einen unzureichenden Versorgungsgrad abrutschen würde. Noch einfacher wird es, wenn man sich Eier gestattet. Mit einer ovo-lacto-vegetabilen und auch mit einer lacto-vegetabilen Ernährung ist sicher eine vollwertige Ernährung gesunder Erwachsener möglich.

Generell gesundheitsbewußter

Daß Vegetarier statistisch insgesamt gesünder sind als Normalesser, muß nicht unbedingt nur auf die vegetarische Ernährungsform zurückzuführen sein, denn zur vegetarischen Lebensweise gehören auch der weitgehende oder gar völlige Verzicht auf Nikotin und Alkohol sowie eine hohe körperliche Aktivität. Vegetarier leben eben im Durchschnitt grundsätzlich gesundheitsbewußter.

Frage: Zu den eher exotischen Ernährungsformen ist ja wohl die Lehre der Makrobiotiker zu rechnen. Was ist hiervon zu halten?

Aufteilung nach »kosmischem Prinzip« ist gefährlich

Oberritter: Die Makrobiotik hat ihren Ursprung im ZEN-Buddhismus, sie teilt die Nahrung nach einem kosmischen Prinzip ein, das sich an YIN und YANG orientiert, wobei ganz obskure Dinge herauskommen. Die Nahrung wird nach OHSAWA in zehn Koststufen eingeteilt, wobei in der höchsten Stufe, der Idealstufe, nur Getreide verzehrt und so wenig wie möglich getrunken wird. Werden die oberen Koststufen streng eingehalten, bedeutet dies nach übereinstimmender Ansicht seriöser Ernährungswissenschaftler eine Gesundheitsgefährdung, denn die extrem einseitige Lebensmittelauswahl führt zu einer ganzen Reihe von Mangelerscheinungen, der weitgehende Verzicht auf Getränke birgt die ernsthafte Gefahr von Nierenfunktionsstörungen.

Fatale Irrtümer

Die Anhänger der Makrobiotik sind der Meinung, große Salzmengen seien ungefährlich. Außerdem glauben sie, der Körper könne Vitamin C selbst herstellen. Beides sind fatale Irrtümer. Es gibt einen gesicherten Zusammenhang zwischen hohem Salzkonsum und der Entstehung von Bluthochdruck und Herz-Kreislauferkrankungen; die Kombination von hohem Salzverzehr und geringem Flüssigkeitskonsum kann lebensgefährlich sein. Vitamin C kann unser Organismus nicht selbst synthetisieren, es muß mit der Nahrung zugeführt werden. Abzulehnen ist vor allem der Anspruch, makrobiotische Kost könne sämtliche Krankheiten einschließlich Krebs heilen. Eine neue Form der Makrobiotik nach Kushi ist zwar weniger fragwürdig, aber dennoch nicht empfehlenswert.

Frage: Welche Ernährungsformen behaupten sonst noch, im Dienste der Gesundheit zu stehen?

Oberritter: Die Haysche Trennkost ist ein längst widerlegtes Prinzip, das davon ausgeht, man solle keine kohlenhydratreichen und eiweißreichen Lebensmittel gleichzeitig essen, weil unsere Verdauung diese Komponenten nicht gleichzeitig verwerten könne. Das ist blanker Unsinn, denn das menschliche Verdauungssystem ist so ausgelegt, daß es alle Nährstoffe gleichzeitig verdauen kann, also sowohl Fett als auch Kohlenhydrate als auch Eiweiß.

Alle Nährstoffe sind gleichzeitig zu verdauen

Wird die von Hay ausgesprochene

Manches kommt zu kurz

Empfehlung, 80 Prozent basenüberschüssige und nur 20 Prozent säureüberschüssige Lebensmittel zu verzehren, eingehalten, kommen wichtige Lebensmittel wie Vollkornprodukte, Milchprodukte, Eier und Fisch – sie alle sind säureüberschüssig – deutlich zu kurz.

Frage: Die Atkins-Diät empfiehlt, auf Kohlenhydrate völlig oder weitgehend zu verzichten. Müßte daraus nicht u.a. eine Gewichtsreduktion resultieren?

Noch eine gesundheitsschädliche Diät-Variante

Oberritter: Die Gewichtsreduktion resultiert einzig und allein aus der Drosselung der Energiezufuhr, nicht aus einem besonderen Prinzip, das hinter dieser Diät steht. Die Ernährung nach Atkins ist ganz gewiß eine gesundheitsgefährliche Diät-Variante, die aufgrund ihrer zu hohen Zufuhr an Cholesterin, Fett und Purinen zu Stoffwechselstörungen wie etwa der Gicht oder zu einer Erhöhung der Blutfettwerte führen kann. Wer – um abzunehmen – mal für zwei bis drei Wochen nach Atkins lebt, gefährdet sich sicher nicht, aber Atkins empfiehlt seine Diät als lebenslange Ernährungsform. Das ist mit Sicherheit abzulehnen, denn diese Diät verzichtet auf nahezu alles, was in einer modernen Ernährung im Vordergrund stehen sollte: Obst, Gemüse, Vollkornprodukte.

Frage: Der Zahnarzt Schnitzer, nach dem eine weitere Ernährungsform benannt ist, geht davon aus, daß die sog. Urnahrung pflanzlichen Ursprungs ist. Wodurch unterscheiden sich die Schnitzer-Intensivkost und die Schnitzer-Normalkost?

Oberritter: Schnitzer verspricht mit seiner Intensiv- und mit seiner Normalkost die Verhütung, Besserung und Heilung sämtlicher Krankheiten. Die Normalkost ist identisch mit einer ovo-lacto-vegetabilen Kost, die Intensivkost ist eine reine pflanzliche Rohkostform, in der alles Erhitzte grundsätzlich vermieden werden soll. Während die Schnitzer-Normalkost als Dauerernährungsform eingeschränkt – über die Einschränkungen haben wir bei der Erörterung der einzelnen Formen des Vegetarismus bereits gesprochen – geeignet ist, gilt dies für die Schnitzer-Intensivkost mit Sicherheit nicht, da sie dem Menschen wichtige Lebensmittel wie Brot, Kartoffeln, Reis, gekochtes Gemüse, Milch, Milchprodukte und Eier vorenthält, so daß die sehr einseitige Lebensmittelauswahl zu

Schnitzer-Diäten...

...gefährlich und...

...mit unhaltbaren Versprechen

einer unzureichenden Zufuhr an bestimmten Nährstoffen führt. Ich denke hierbei besonders an Eiweiß, Calcium, Eisen, Jod und Vitamin B_{12}. Der Anspruch auf Vorbeugung oder Heilung bestimmter Krankheiten allein durch die Schnitzer-Kost ist unhaltbar und unverantwortlich.

Frage: Mehr ideologisch geprägt sind ja wohl Diätformen wie die anthroposophische Ernährung oder das »fit for life«?

Defizite sind vorprogrammiert

Oberritter: »Fit for life« ist eine Anlehnung an die Haysche Trennkost. Bevorzugt werden wasserreiche Lebensmittel, und zwar mit der Argumentation, daß ja schließlich auch die Erde und der menschliche Körper zu 70 Prozent aus Wasser bestehen würden. Das ist ein offensichtlicher Trugschluß, wenn man sich die Erde ansieht. Der hohe Wasseranteil trifft auf die Erdoberfläche zu, nicht aber auf das Erdinnere. Wer sich nach den Regeln des »fit for life« ernährt, kommt bei bestimmten lebenswichtigen Nährstoffen längerfristig gesehen in Defizite – und das heißt zu Mangelerscheinungen.

Naturwissenschaftlich nicht zu verstehen

Auch die anthroposophische Ernährungsweise ist eine Weltanschauung. Sie ist naturwissenschaftlich nicht nachvollziehbar. Es handelt sich um eine überwiegend ovo-lacto-vegetabile Kost, bei der die Lebensmittelqualität nach dem geistigen Gehalt, nach den »ätherischen Bildekräften« der einzelnen Lebensmittel beurteilt wird. Diese Kostform ist als Dauerkost zwar geeignet, aber daß der Verzehr von Kartoffeln, um nur ein Beispiel zu nennen, den allgemeinen Instinktverlust und das intellektuelle und materialistische Denken fördern soll – ersparen Sie bitte einem Naturwissenschaftler den Versuch, dies zu verstehen.

Frage: Bevor wir zu den Ernährungsempfehlungen der DGE kommen, lassen Sie uns einmal der Frage nachgehen, warum immer wieder und immer mehr Menschen einer alternativen Ernährung zusprechen.

Anders oder außerhalb der Norm

Oberritter: Alternativ – das ist ein Wort, das die einen abschreckt, während es für andere geradezu eine Lebensphilosophie ist. Das gilt für alternatives Wohnen, alternativen Urlaub und alternative Ernährung gleichermaßen. Im strengeren Sinne ist eine Alternative die Wahl zwischen zwei oder mehr Möglichkeiten, im allgemeinen Sprachgebrauch wird das Wort »alternativ« häufig benutzt im

Sinne von »anders«, unter Umständen auch im Sinne von »außerhalb der Norm«.

Angst als Triebkraft...

Was bewegt den Menschen, sich anders zu ernähren als der Durchschnittsbürger? Dabei spielen gesundheitliche Aspekte eine große Rolle. Angesichts der zahlreichen ernährungsabhängigen Erkrankungen wie Zuckerkrankheit, Gicht, Bluthochdruck und Fettstoffwechselstörungen sucht der Mensch immer häufiger nach Möglichkeiten, sich gesünder zu ernähren. Auch die häufig übertriebene Angst vor der »Chemie in Lebensmitteln« ist oft der Grund für die Wahl einer »alternativen Ernährung«.

...und weitere Gründe

Andere alternative Ernährungsformen basieren auf religiös-ethischen Überlegungen und verstehen sich als Teil einer Weltanschauung. In diesen Fällen wird meist das Töten von Tieren strikt abgelehnt. Und schließlich gibt es ökonomisch-ökologische Gründe. In einer Zeit, in der in den Industriestaaten Nahrungsüberfluß herrscht, während auf der südlichen Erdhalbkugel Millionen Menschen verhungern, liegt die Ernährungsalternative vieler Verbraucher vor allem im Verzicht auf Fleisch.

Der Wunsch, sich alternativ zu ernähren, entsteht also aus den unterschiedlichsten Überlegungen heraus. Die Wahl einer alternativen Ernährungsform gestaltet sich im Einzelfall jedoch für den Laien schwierig, denn das vielfältige Angebot an Ernährungsempfehlungen und Diäten ist oft verwirrend und nicht selten sogar widersprüchlich. Manche der Kostformen, über die wir bereits gesprochen haben, stellen tatsächlich eine vertretbare Alternative dar, andere dagegen sind weniger empfehlenswert oder gar gesundheitsgefährdend.

Widersprüchliche Empfehlungen

Frage: Bitte nennen Sie uns jetzt, nachdem wir ausführlich über die bekanntesten »alternativen Ernährungsformen« gesprochen haben, die zehn Regeln der DGE für eine vollwertige Ernährung.

Oberritter: Vorausschicken möchte ich, daß unsere Regeln völlig frei sind von ideologischen Überlegungen, sondern einzig und allein auf den gesicherten Erkenntnissen der modernen Ernährungswissenschaft und Ernährungsmedizin basieren.

Gesicherte Erkenntnisse als Basis...

Regel 1: Vielseitig – aber nicht zuviel, denn abwechslungsreiches Essen schmeckt und ist vollwertig.

...für die 10 Regeln der DGE

Regel 2: Weniger Fett und fettreiche Nahrungsmittel durch Bevorzu-

gung fettreduzierter oder fettarmer Lebensmittel und Zubereitungsarten.
Regel 3: Würzig, aber nicht salzig.
Regel 4: Zu süß kann schädlich sein.
Regel 5: Mehr Vollkornprodukte, denn sie liefern wichtige Nähr- und Ballaststoffe.
Regel 6: Reichlich Gemüse, Kartoffeln und Obst – diese Lebensmittel gehören in den Mittelpunkt der Ernährung.
Regel 7: Weniger tierisches Eiweiß durch Verringerung der Mahlzeiten mit Fleisch, Wurst und Eiern, die reichlich Fett, Cholesterin und Purine enthalten.
Regel 8: Trinken mit Verstand; der Körper braucht etwa zwei Liter Flüssigkeit pro Tag, dagegen keinen einzigen Tropfen Alkohol, der neben Fett und Zucker zu den leeren Energieträgern gehört.
Regel 9: Öfter kleinere Mahlzeiten halten in Schwung und mindern Leistungstiefs.
Regel 10: Schmackhaft und nährstoffschonend zubereiten, z. B. durch kurzes Garen mit wenig Wasser und Fett.

Frage: Lassen sich diese 10 Regeln auf einen gemeinsamen Nenner bringen?

Oberritter: Man kann die Ernährung auf eine ganz einfache Formel bringen: Wenn wir mehr Kohlenhydrate u.a. in Form stärke- oder ballaststoffreicher Lebensmittel wie Vollkornbrot, Getreide und Getreideprodukte, Gemüse, Obst und Salat essen würden, wären im Prinzip alle unsere Ernährungsprobleme gelöst, weil damit automatisch der Fettverzehr zurückgedrängt würde und die Lebensmittel stärker in den Vordergrund träten, die wertvolle Nährstoffe wie Vitamine, Mineralstoffe usw. enthalten. Kohlenhydrate kommen in Lebensmitteln in Form von Stärke in Kartoffeln und Getreideprodukten oder als unverdauliche Ballaststoffe vor, weiterhin in Form von Zucker z. B. als Trauben-, Frucht- oder Haushaltszucker.

Mehr Kohlenhydrate heißt die Devise

Anschriften der Experten

Prof. Dr. med. Olaf Adam
Orthopädische Universitätsklinik
Harlachingerstr. 51
W-8000 München 90

Prof. Dr. Johannes F. Diehl
Bundesforschungsanstalt für Ernährung
Institut für Ernährungsphysiologie
Engesserstr. 20
W-7500 Karlsruhe 1

Prof. Dr. Helmut Erbersdobler
Universität Kiel
Institut für Humanernährung und
Lebensmittelkunde
Düsternbrookerweg 17
W-2300 Kiel

Prof. Dr. Walter P. Hammes
Universität Hohenheim
Institut für Lebensmittelchemie
Garbenstr. 25
W-7000 Stuttgart 70

Prof. Dr. Dietrich Knorr
Institut für Lebensmitteltechnologie
Technische Universität Berlin
Königin-Luise-Str. 22
W-1000 Berlin 33

Prof. Dr. med. Edmund Lengfelder
Strahlenbiologisches Institut der Universität
Schillerstr. 42
W-8000 München 2

Prof. Dr. Hubert Markl
Universität Konstanz
Fakultät für Biologie
Universitätsstr. 10
W-7750 Konstanz

Prof. Dr. Erich Menden
Justus-Liebig-Universität
Institut für Ernährungswissenschaften
Wilhelmstr. 20
W-6300 Gießen

Prof. Dr. Alfred Montag
Universität Hamburg
Institut für Biochemie und Lebensmittelchemie
Martin-Luther-King-Platz 6
W-2000 Hamburg 13

Dr. Helmut Oberritter
Wissenschaftlicher Leiter der
Dt. Gesellschaft für Ernährung e. V.
Feldbergstr. 28
W-6000 Frankfurt/Main

Prof. Dr. Edmund Renner
Justus-Liebig-Universität
Professur für Milchwissenschaft
Bismarckstr. 16
W-6300 Gießen

Prof. Dr. Hans-Jürgen Sinell
Freie Universität Berlin
Institut für Lebensmittelhygiene
und -technologie
Königin-Luise-Str. 42
W-1000 Berlin 33

Prof. Dr.-Ing. Walter Spieß
Bundesforschungsanstalt für Ernährung
Institut für Lebensmittel-Verfahrenstechnik
Engesserstr. 20
W-7500 Karlsruhe 1

Prof. Dr. Hans Steinhart
Universität Hamburg
Abteilung Lebensmittelchemie
Grindelallee 117
W-2000 Hamburg 13

Dr. med. Claudia Thiel
Deutsche Klinik für Diagnostik
Abteilung für Allergologie
Aukammallee 33
W-6200 Wiesbaden

Aus der Schriftenreihe **Experten im Gespräch** sind in gleicher Ausstattung weitere Bände lieferbar bzw. in Vorbereitung. Allen Bänden liegt das Konzept zugrunde, aktuelles medizinisches Wissen durch Interviews mit jeweils führenden Experten für den niedergelassenen Arzt aufzubereiten und dabei stets vorrangig die Praxisrelevanz im Auge zu behalten.

Band 1
Das Parkinson-Syndrom
(3. Auflage)
Pathogenese, Diagnose, moderne Therapie

Band 2
Hypertonie I
Therapie und Compliance unter besonderer Berücksichtigung der Diuretika
(z. Z. nicht lieferbar)

Band 3
Klimakterische Beschwerden
(2., aktual. und ergänzte Aufl.)
Ovarielle Stimulation als neues Therapieprinzip

Band 4
Peptische Erkrankungen des oberen Gastrointestinaltraktes
Diagnostik und moderne Therapie mit H_2-Rezeptorantagonisten
(z. Z. nicht lieferbar)

Band 5
Rheuma I
(3., aktualisierte Auflage)
Natürliches Vitamin E als neues Therapiekonzept

Band 6
Exzessives Spielen
Zur Häufigkeit, Psychologie und Therapie der sog. Spielsucht

Band 7
Epilepsie
Moderne Aspekte zur Diagnostik, Therapie und Patientenführung

Band 8
Das Trockene Auge
(2. Auflage)
Ursachen, Diagnose, Differentialdiagnose, Therapie

Band 9
Hyperlipidämien
(2. Auflage)
Diagnose und Therapie heute

Band 10
Krank durch Passivrauchen?
Beiträge zu einer
kontroversen Diskussion
(z. Z. nicht lieferbar)

Band 11
Benigne Prostatopathien
(2. Auflage)
Grundlegende und
therapeutische Aspekte

Band 12
Steroide in der Augenheilkunde
Möglichkeiten und Grenzen
im therapeutischen Alltag

Band 13
Akne
Möglichkeiten und Grenzen
der topischen und systemischen
Therapie

Band 14
Selen
Präventive und therapeutische
Gabe von Antioxidantien
(z. Z. nicht lieferbar)

Band 15
Ginseng
Ein altes asiatisches Heilmittel
als modernes Geriatrikum
(z. Z. nicht lieferbar)

Band 16
Fett in der Ernährung
Fettreduzierung und
Fettmodifikation vermindern
das Erkrankungsrisiko

Band 17
Das Glaukom
Moderne diagnostische und
therapeutische Aspekte

Band 18
Verapamil
(Engl. Originalausgabe, 2. Aufl.)
A Drug on the Threshold
of the Next Decade

Band 19
Hirnleistungsstörungen
(2. Auflage)
Neue Aspekte zu Indikationen, Ursachen und Therapie

Band 20
Chemie und Physik in Küche und Ernährung
Moderne Lebensmittel-Technologie in der Diskussion

Bestellungen sind direkt an den Verlag zu richten. Die Lieferung erfolgt mit beigefügter Rechnung. Jeder Band kostet z. Z. 10,70 DM (zuzüglich 3,50 DM pro Lieferung für Porto und Verpackung). Preisänderungen vorbehalten.

WISSENSCHAFTSVERLAG WELLINGSBÜTTEL
Postfach 65 02 44, 2000 Hamburg 65
Telefon (040) 5 36 75 55
Telefax (040) 5 36 26 32